看護師のしごととくらしを
豊かにする
②

看護師のための
アドラー心理学

人間関係を変える、心に勇気のひとしずく

共著
岩井俊憲　長谷静香

JMP
日本医療企画

はじめに――あなたがこの本で得られる3つの成果

まずは、この本を手に取っていただいたあなたとのご縁に感謝申し上げます。お買い求めになった、書店で手にした、他者や図書館から借りたにせよ、この本は、そのキッカケから始まって、看護師、あるいは広く医療分野に関心のあるあなたに大きな変化をもたらすに違いありません。

この本は、「勇気と希望の使徒」アルフレッド・アドラー（精神科医・心理学者、1870〜1937年）が打ち立て、その後、後継者によってブラッシュアップされ、欧米諸国だけでなく日本において、どの心理学よりも影響力を持つアドラー心理学によって書かれた、おそらく看護のジャンルでは初めての本です。

あなたは、この本を読んで実践することにより、次の3つの成果が得られます。

（1）アドラー心理学の概要が平易に理解できる。
（2）職場やあなたの周囲の人間関係が円滑になる。
（3）「勇気づけ」により、あなた自身とあなたの周囲の人たちのモチベーションを高めることができる。

あなたは、大変恵まれています。この本を読み進め、医療現場やあなたの周囲で生かすことで、確かな効果が確認できるはずだからです。

私（岩井）は、1997年から2016年まで独立行政法人国立病院機構附属の某看護学校の非常勤講師（人間関係論の講座を担当）を20年勤め、その他3つの看護学校でも教壇に立ったことがあります。大学や専門学校でも教えたことがありますが、看護学校の学生さんが一番高いモチベーションを持っていることを確認していました。それは、何よりも高い貢献感と使命感に支えられているからです。そんな元学生の数人が時を経て「岩井先生からアドラー心理学を学んだことが支えになっています」「打たれ強い人間になれたのは、人間関係論を学んだお陰です」と言ってくれたことが忘れられません。

ところで、話は20年近く前に遡ります。ある居酒屋で看護師さんの集団の懇親会の近くに席を占めたことがあります。その懇親会は異様な盛り上がりを見せ、私の席を移してもらったことがありました。同じ頃、私がいくつかの病院の職員研修を行ったときも、もっとも活力があったのは看護師さんたちでした。しかし、最近になって研修を行うと、疲れ切った看護師さんの元気・活気・やる気・勇気の欠乏状況が気になります。

私は今年（2017年）の5月と8月に某大学病院に延べ9日ほど検査入院して、患者の立場から医療現場をつぶさに観察しましたが、患者ともっとも接点の多い看護師さんは、病院での患者の安心感、信頼感を確保させるには、他のどの職種よりも大きな影響力を持っていると実感しました。

2000年に入ってから私は、日本の各方面で「勇気欠乏症」の心理的な傾向を目の当たりにしてきました。私は、「これは何とかしなければ」という強い使命感から「勇気の伝道師」を自称し、ブログもほぼ毎日更新すると共に、勇気を必要とする場所に出向いて講演・研修を行っています。お陰様で累計すると17万にも及ぶ人たちにアドラー心理学に基づく勇気づけを提供し、お声のかかった出版社からは単著・翻訳・共著・分担執筆で60冊、累計で80万部以上の本を出して、勇気づけが各方面で強く求められていることを実感しています。

人間関係に悩み苦しみ、疲弊し、仕事へのやり甲斐が薄れ、家庭でも問題を抱えながらやる気を失ってしまっている看護師の方々へ、従来の人間関係（けなす・けなされる、ほめる・叱る、ほめられる・叱られる関係）に新たに「勇気づける」「勇気づけられる」という視点を加えることで、あれほど悩み・苦しんでいた人間関係や仕事、日々の生活、人生が一変するという内容を込めた本を、長谷静香さんという医療現場に造詣が深い共著者を得て、アドラー心理学の真骨頂をお伝えすることができるのは、この上ない喜びです。

この本を手に取り、医療現場など、あなたの関わりのある領域でアドラー心理学の実践を試みようとするあなたに期待しています。また、この本に込められた内容を各方面で実践することで、あなた自身が、あなたの周囲が確実な変化が起きるであろうことを楽しみにしております。

岩井俊憲

目次

第2章 人間関係がラクになる！ コミュニケーションの取り方《職場編》

第3章 人間関係がラクになる！ コミュニケーションの取り方《患者編》

第4章 夢を実現するために、看護師としてモチベーションを高める

第5章　あなた自身とあなたの家族のための勇気づけ

第6章 人間関係をスムーズにする他者への勇気づけ

第1章

アドラー心理学ってどんな心理学？

あなたは、アドラー心理学をご存じですか？

「最近、よく本屋さんで目にするけれど、詳しくは知らないな」

それでも、大丈夫です。どうぞご安心ください。私（長谷）も同じでしたから。

2013年に『嫌われる勇気』（ダイヤモンド社）が出版されて、『マンガでやさしくわかるアドラー心理学』（日本能率協会マネジメントセンター）、『アルフレッド・アドラー　人生に革命が起きる100の言葉』（ダイヤモンド社）など、アドラー心理学の書籍もたくさん出て、少しずつ知名度が上がってきたようです。

2017年の1月には、『嫌われる勇気』がテレビドラマ化され、幅広い方々に知っていただく機会を得たのではないでしょうか。

では、アドラー心理学とは、そもそもどんな心理学なのでしょう。

アドラー心理学を唱えたアルフレッド・アドラーは、1870年に、オーストリアで生まれました。明治維新の2年後です。25歳で医師免許を取得し、眼科医、内科医を経て、精神科医になりました。32歳でフロイトの主宰する心理学会のメンバーとなり、9年間在籍しました。

その後、独自の心理学を切り開くようになり、フロイトとは別れ、「個人心理学」

と名付けられた心理学理論を確立しました。欧米では、フロイト、ユングと並び「心理学の三大巨頭」の1人とも呼ばれています。

「アドラー心理学？　知らないな〜」というあなたも、アドラーという名前は聞いたことがなくても、『人を動かす』『道は開ける』（いずれも創元社）など自己啓発のベストセラーを書いたデール・カーネギーや『7つの習慣』（キングベアー出版）のスティーブン・R・コヴィーの名はご存じかもしれません。

彼らに影響を与えたのが、実はアルフレッド・アドラーなのです。そのアドラーが打ち立て、さらに後継者たちが現在なお発展させ続けているのがアドラー心理学です。

アドラー心理学の全体像を、図で示しますね。

【アドラー心理学の全体像】

困難を克服する活力を与える［勇気づけ］

↓

アドラー心理学の理論

人間は、環境や過去の出来事の犠牲者ではなく自ら運命を創造する力がある。［自己決定論］

過去の原因ではなく、未来の目標を見据えている人間の行動には、その人特有の意思を伴う目的がある。［目的論］

人は心の中が、矛盾対立する生き物ではなく、一人ひとりかけがえのない、分割不能な存在である。［全体論］

人間は、自己流の主観的な意味づけを通して物事を把握する。［認知論］

人間のあらゆる行動は、相手役が存在する対人関係である。［対人関係論］

↓

精神的な健康のバロメーター。共同体の中での所属感・共感・信頼感・貢献感の確かさを求めて行動する［共同体感覚］

出所：『マンガでやさしくわかるアドラー心理学』より引用・改変

アドラー心理学の基本は、とてもシンプルです。次の５つのポイントに集約されます。

アドラー心理学の５つのポイント

①自分を人生の主人公にする
②過去や原因を見るのではなく、未来の目標に向かう
③人間関係に悩むすべての人に役立つ
④いろいろな視点を知る
⑤自分、周囲を勇気づける

それでは順に、それぞれのポイントを見ていきましょう。

ポイント
1 自分を人生の主人公にする

あなたをつくったのも、あなたを変えるのも、あなた

あなたの人生の主人公は誰でしょうか？　患者さん？　仕事？　両親？　お子さん？

アドラー心理学は、「自分を人生の主人公にする心理学」と書きましたが、そうではない自分を主人公にしない生き方もあります。「○○のせいで自分は不幸だ」「私は○○の被害者、犠牲者だ」という、他人に責任を転嫁した考え方に基づく生き方です。○○には、「母親」や「子ども」「学歴」「夫」「仕事」「環境」などさまざまな言葉が入りそうですね。

しかし、このような考え方だと、○○が、あなたを一生支配し続けることになります。○○が変わらない限り、今のまま不幸や悲しい状況が続いてしまいます。

あなたの人生の主人公は、あなた自身なのです。

アドラー心理学は、過去にどんなことがあったとしても、自分のまわりの環境

がどうであったとしても、あなたは「あなたの人生を実りあるものにすることができる」というメッセージを伝えています。

アドラーは、「人間は自分自身の人生を描く画家である」と言っています。ですから、アドラー心理学では、「あなたをつくったのは、あなた。あなたを変えるのもあなた」と理解してもよさそうですね。

今のあなたは、今までのあなたが、作り出したのです。そして、これからのあなたを作り出すのは、今のあなたなのです。私たちは誰でも、ある問題が起こった時、どのような対応を選ぶか、の選択をしていると捉えると、自分の人生のさまざまな場面で、どんな生き方も選択できるのです。

人生には過去に戻れるタイムマシンはない

数年前に、『素敵な選ＴＡＸＩ』というテレビドラマがあったのをご存じでしょうか？　乗客自らが望む過去まで連れて行くことができる「選ＴＡＸＩ（せんタクシー）」。主人公であるタクシーの運転手は、さまざまな人生の選択の失敗に苦しむ乗客の人生経験を聞きながら、さりげなく、ユニークに、乗客にアドバイスをしていきます。乗客本人に生きることの大切さ、本当の自分に忘れていたものを思い出させ、人生の再生に向かわせる、そんなファンタジーなヒューマンドラマでした。

しかし、私たちの人生、現実には「選ＴＡＸＩ」のようなタイムマシンで過去に戻ることはできません。

私たちは誰でも何か問題が起こったとき、考え抜いて自分の行動を選んでいます。前向きに良い状態にしていく方法を選ぶか、後ろ向きに消極的な方法を選ぶか、さまざまです。その時その時、自分なりに考え決断し、対応しているのではないでしょうか？

前向きに良い状態にしていく方法は、自分にとっても相手にとっても好ましいもので、後ろ向きで消極的な方法とは、その逆の、自分にとっても相手にとっても好ましくないものです。あなたは、いつもどのような選択をしていますか？

病気になった時の選択

たとえば、がんと診断された場合、治療法をどうするか？　どのような対応をするか？　自分で選ばなくてはいけない時、あなたはどうしますか？

シャ乱Ｑのボーカルで音楽プロデューサーのつんく♂さん。喉頭がんのため声帯を摘出したのは２０１４年10月のこと。

まだ当時小さなお子様がいらっしゃったつんく♂さんは、歌手として一番大事にしていた声を手放し、生きることを選びました。その翌年4月に母校・近畿大学の入学式で、声を失ったことを発表され、私（長谷）もその映像をユーチューブで見て、感動で心が震えたのを覚えています。

がんになって、その後どのような選択をするのか？　どのような生き方をするのか？　歌手が声をなくすなんて、とんでもない、と言う方もいるでしょう。しかし、どのような選択も、人は自分で選び取ることができるのです。

つんく♂さんは、その著書『だから、生きる。』（新潮社）の中でこのよう述べられています。

僕はといえば、声を残すことより、
声をなくした後どうやって生きていくのか、
どんな人生になるのか、そんなことを考えていた。
なにより妻と子供のために、
僕は生きなければならない。（中略）
歌い手として、声との別れは本当に苦しい。
でも、命の代わりはない。
僕の代わりもどこにもいない。

声を失っても生きるという選択をされたつんく♂さん。ですが、今では別の声、食道発声法によって意思疎通ができるようになってきたそうです。

つんく♂さんの行動、選択にたくさんの人々が勇気づけられていることでしょう。

どんな選択も、自分でできる

アドラー心理学は「自己決定性」という考え方を重視します。何かを決める時、どんな時も、自分で選択していると見なします。どんなことも、あなたは、自分で決めることができます。

あなたは、これから、どんな看護師になりたいですか？　どんな人生を歩んでいきますか？

今ここから、どんなあなたにも、どんな看護師にもなることができるのです。

決めるのはあなたです。人生の主人公はあなたなのです。

できないは、ない。なりたい自分をフォーカスしたら、あとはそこに進んでいくだけなのです。

ポイント2 過去や原因を見るのではなく、未来の目標に向かう

「目的論」という考え方

アドラー心理学の基本的な考え方の1つに、人間の行動を原因ではなく、目的で考えるというものがあります。いわゆる「目的論」です。

アドラーはフロイト、ユングと同じ時代を生きた人ですが、その考え方には大きく違う部分があります。表にあるように、古典的フロイト心理学は「原因論」、アドラー心理学は「目的論」、というところが大きく異なります。

人が何かをしようとするとき、ある目的を持った意志（意思）が必ず働いています。あなたが、この本を読もうと思ってくださったのには、何か目的があるのではないでしょうか？

アドラー心理学を学びたい、アドラー心理学を患者さんとの関わりに役立てたい、職場の人間関係に生かしたい、自分自身を高めたい……など、さまざまな目的があって手に取ってくださったのではないかと思います。

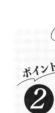

【原因論と目的論】

原因論 （古典的フロイト心理学） 〈原因・結果アプローチ〉	目的論 （アドラー心理学） 〈目的・手段アプローチ〉
①過去の原因が現在に支配的な影響を及ぼす［過去志向］	①未来の目標が現在を規定する［未来志向］
②意思は問われない ［個人の場合は希薄か、主体性なし］	②意思が問われる ［個人の主体性あり］
③環境の被害者・犠牲者の色彩を与える	③創造的な当事者としての意識を植え付ける ［当事者意識］
④本人の勇気をくじく ［勇気くじき］	④本人に勇気を与える ［勇気づけ］

出所：ヒューマン・ギルド　ELM勇気づけ講座テキストより引用・改変

人の行動のすべてに目的があるのです。

感情的に怒る人の目的とは？

たとえば、一つひとつのケアや処置がゆっくりの新人看護師Bさんと、そのBさんを感情的に口うるさく怒鳴って指導する主任Cさんがいるとしましょう。Bさんは主任Cさんのことを、嫌な上司だなと思っています。

この「感情的に怒鳴る主任Cさん」に関して、原因論で考えると、「もともとCさん自身も、怒られて指導をされてきた経験しかない」、または、「小さな子どもを3

人も抱え、両親の介護をしながら仕事をしていて、気持ちに余裕がない」「入れ替わりの多い職場で、中堅の看護師が少なく、新人指導の手が足りない」などの「環境、他者、過去の原因」が考えられます。あなたはどう考えますか？

このような現場で、主任Cさんと同じ立場だとしたら、ついつい新人看護師Bさんにつらく当たってしまうかもしれませんね。

しかし、これに対して、目的論に当てはめてみると、主任Cさんが新人看護師Bさんを怒るのには、別の思いがあると考えられるのです。

「患者さんを待たせたくない」「新人を責任感のある看護師に育てたい」「もっと自分の科の看護師全員で良い看護を提供できるようにしたい」などの思いがあって、主任Cさんが、新人看護師Bさんを怒っている……このように理解できたら、新人看護師Bさんの受け止め方はどうなるでしょうか？

きっと新人看護師のことを、どうでもいいと思っていたら、わざわざ注意などするでしょうか？　注意して嫌な主任と思われるくらいなら、自分でさっさと仕事を片付けてしまったほうが、早いですよね。

しかし、わざわざ口うるさい主任と思われようが、新人看護師を育てたい！という熱心な思いがあって怒っているとしたら……。そこには新人を立派な看護師として育てたいという意思が込められた、未来志向の前向きな目的があるかもしれないと思いませんか？

「感情的に怒鳴る」という一見受け入れがたい主任Cさんの行動も、その背後には、実はポジティブな目的があるかもしれないのです。だとすると、主任Cさんの感情的に「口うるさく怒鳴る」という行動自体はよくないことですが、その行動の意図を理解しようとすると、違った受け止め方ができるのではないでしょうか？

主任Cさんは、「怒るという手段を使わないで教える」ということを単に知らないだけなのかもしれませんね。

人格と行動は、切り離して考えてみると、その人の新たな一面が見えたり、目的が見えたりして、よりよいコミュニケーションがとれる第一歩につながります。

「なぜ？　なぜ？」と考えるのは、原因論で、古典的フロイト心理学の考え方です。アドラー心理学では、「なぜ？」ではなく、「何のために」と考えます。

私（長谷）が、アドラー心理学を学んでいく途中、もっと早く知りたかった！と思った考え方は、ここでした。

取り戻せない過去より変えられる未来を心に描く

医療現場には、さまざまな人がいます。

ねちねちと小言を言ってくる先輩。何も言わずに、指導もしてくれない先輩。

当時は、「なぜ、こんなに小言を言うの？」逆に、「なぜ、何にも言ってくれないの？」と悩んでいたこともありました。

しかし、アドラー心理学を学んだ今は、彼らの心の内が想像できます。

先輩たちには、目的があったのです。

ねちねちと小言を言ってくる先輩は、「小言」と言われようが、「嫌味」と思われようが、細かく、仕事の指示を出し、私を一人前の看護師に育てようと、自分が悪者になってまで、教えてくれていたのです。

そして、何も言わず、指導もしてくれなかった先輩。その先輩は、

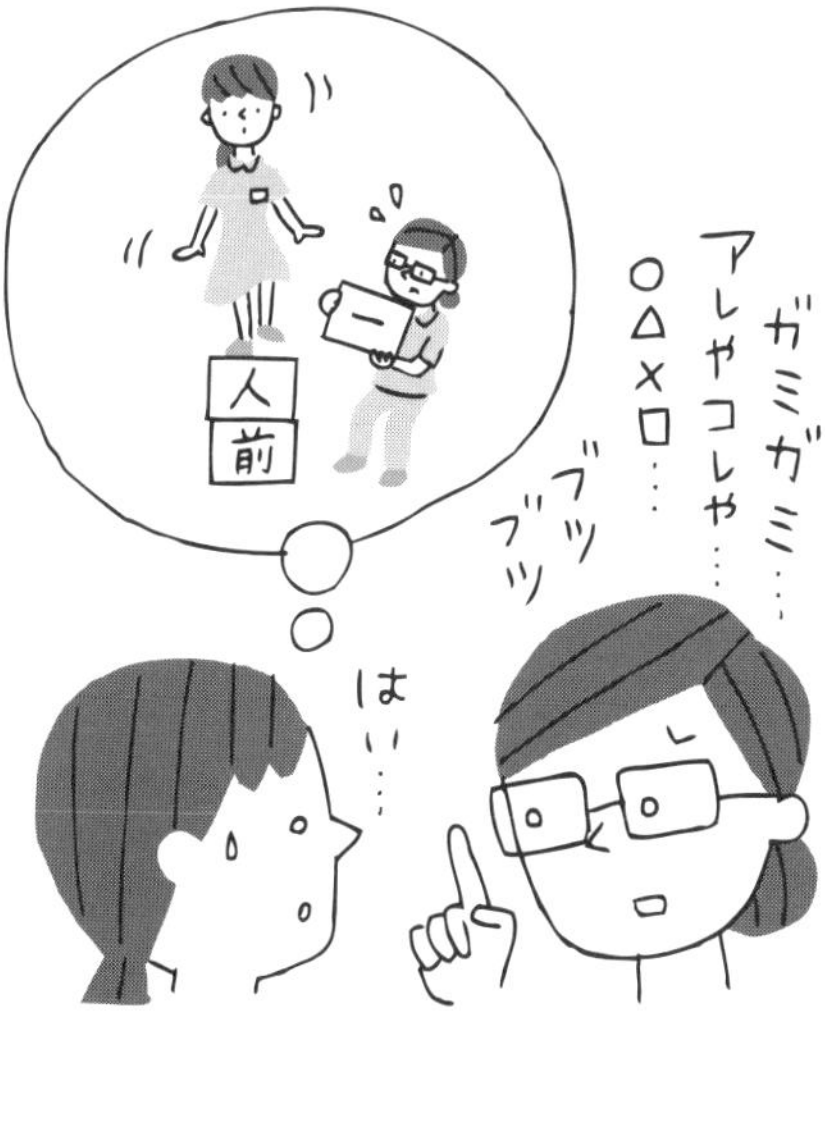

私の無限の力を信じてくれていたのでしょう。「あなたは、きっとできる」と信じて、任せてくれていたのだと思います。

叱ってばかりの威圧的に見える先輩にも、何も言わない一見放任主義のように見える先輩にも、実はこんな目的があったのですね。

だとしたら、私たちは、「叱られる」「小言ばかり言われる」「かまってもらえない」という行動だけにとらわれて、その先輩を苦手と思ったり、嫌いになったりしなくてもいいのかもしれません。その先輩の行動の背後にあるポジティブな目的に注目し、それを前向きにとらえ、自分自身を成長させる糧としていくのは、どうでしょう。

出来事の原因ばかりを探り始めると、環境や、相手、過去のことばかりを考えてしまいます。そして、自分自身を被害者・犠牲者のようにとらえ、悲劇の主人公のような生き方で生きることになりかねません。

未来は、自分の意思で創り出すことができます。取り戻せない過去にとらわれるよりも、変えられる未来をありありと心の中に描き、周りの人と協力しながら、これからを創り出していくほうが、ずっと自分自身の勇気づけにもつながるのではないでしょうか？

ポイント

3 人間関係に悩むすべての人に役に立つ

人間関係を作る3つの側面

あなたは、今の職場で、人間関係に悩んでいますか？

看護師は、患者さん、患者さんの家族、スタッフ同士、上司、部下、医師、その他さまざまな医療従事者と関わる仕事です。

たくさんの人と関わるという事は、それだけ、たくさんの方と関係を築き、そこに悩みが出てくるのも当然だと思います。

人間関係に悩み、苦しみ、どうにかしたいと思っているとき、私たちは、次の3つのうちのどれかを変えることになります。①相手、②環境、③自分自身、のいずれかです。

1つ目の側面＝相手

たとえば、次のようなケースの場合は、どうでしょう。

「あの看護師さんは、自分のことばかりを考えて、いろいろ言ってくる。チームのことを考えていない」

「師長は、いつも命令ばかりで、スタッフがどのくらい忙しいのか、わかっていない。大変な仕事ばかりを押し付けてくる」

「先輩看護師に失敗をきつく責められた。失敗はしてはいけないけれど、あんなふうに言われたら、もう職場に行きたくなくなる。言い方がきつすぎる」

このような場合、あなたは、どんなふうに考えますか？


「もうちょっとあの看護師さん、チームのことを考えてくれたらいいのに……」

「あの師長さん、スタッフのこと、分かっているのかな？　スタッフの立場で考えてくれたらいいのに」

「確かに、失敗してはいけないけれど、あんなふうにきつく言わなくてもいいんじゃない？　もっと別の言い方があるよね」

このように考えることありませんか？


大部分の人が人間関係で悩み、最初にこうだったらいいのにと考えるのは、「相手がこうなればいいのに……。こうだったらいいのに……」ではないでしょうか。相手の心、言動を変えようとしているのですね。

でも、考えてみてください。

あなたも、誰かがあなたに、「あなたのこういうところを変えてほしい」と言ってきても、「はい、分かりました」とすぐに変えるでしょうか？　言われたからといって、すぐには、変えられないこともあるでしょう。スタッフ看護師、師長、先輩看護師も、あなたと同じです。人は、それぞれ自分自身の思いがあって、行動しています。人の心、相手を変えるのはなかなか難しいのです。

2つ目の側面＝環境

では、次に、環境を見ていきましょう。

働いている場所が、どうしても合わない。希望していた場所とは違っていて、望んでいた看護ができないので職場を変えたい。そこでは働けないくらいに、業務量が多くてつらい。――など、あるかもしれませんね。

その場合、職場に異動を希望する、または、転職するなどの選択をすれば、環境は変えることができるかもしれません。しかし、簡単に転職できるかというと、なかなかそう簡単には、何度もできることではありませんし、変えた結果が自分の思い通りの環境かどうかも分かりません。

環境を変えるというのも、難しいようです。

3つ目の側面＝自分自身

では、最後に、自分自身について考えてみましょう。

自分を変えることはどうですか？

相手や環境を変えることに比べたら、かなり変えやすいのではないでしょうか？　大きく変える必要はありません。あなたの考え、思い込み、見方を1ミリでもいいので、変えてみる。

自己主張ばかりする同僚看護師も、命令ばかりの師長も、その人たちのことをどのように見るか？　そして、その人たちに対して、どのように対応していくかは、あなたが選ぶことができます。


自分を変えていくことで、悩みばかりだった人間関係が変化していくのです。

自分を変え、自分の心を整えていくと、人間関係の悩みも、少しずつ解消されていきます。

アドラー心理学は、人間関係に悩むすべての人に役に立つ心理学なのです。

アドラー心理学を実践し、自分を変えていくことで、人間関係の悩みも軽減していきます。自分を変えていく方法は、後ほど本書の中でも、じっくりご紹介していきますね。

ポイント４

いろいろな視点を知る

人はそれぞれのメガネで物事を見ている

客観的、主観的という言葉がありますが、アドラー心理学では、人は、自分独自の視点で物事を見ている、主観的に物事を見ているとしています。自分独自の視点というのは、自分だけのオリジナルのメガネといった感じでしょうか。

たとえば、あなたが朝、病棟に着いて、同僚Yさんに「おはよう！」と声をかけました。すると、Yさんは、下を向いたまま何も返事をしてくれません。あなたは、「何か怒っているのかしら？　私

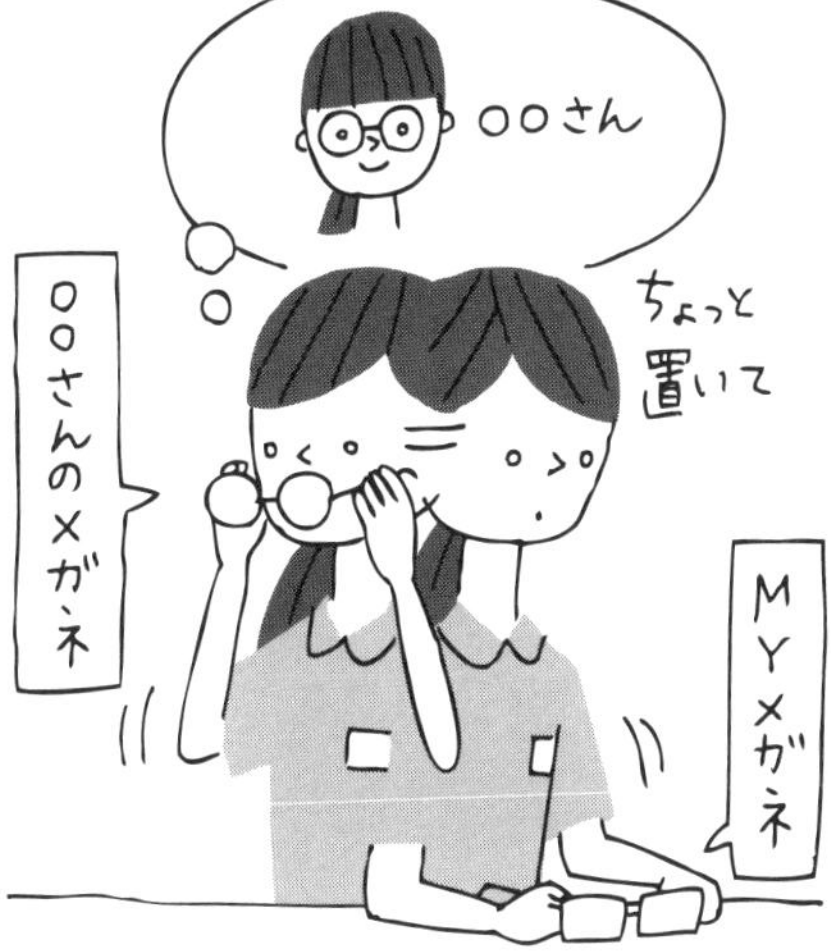

のこと、無視しているの？」と思うかもしれません。

しかし、実はその日の朝、Yさんは自宅で大変なことがあって、そのことで頭がいっぱいだったのです。少し前に到着して、その状態をYさんから聞いていたG師長は、「おはようと言っても、その言葉が聞こえないくらいに、ご家庭のことが大変なのね……」と考え、心配します。


返事をしなかったという事実について、自分が嫌われたととらえるか、それとも相手を大丈夫かな？　心配だなあ？　ととらえるかは、その人次第なのです。

このように、ある物事や出来事に対して、どのように感じるか、そして、どのように反応するかは、人によって違います。

これが、アドラー心理学の認知論という考え方です。

「違い」はあるけれど、「間違い」ではない

たとえば、患者さんには、丁寧に優しく接する看護師Eさん。でも、休憩室では他のスタッフとほとんど会話をすることはないし、笑顔もほとんど見られない。医師と話すときも、必要最低限で、ややぶっきらぼうな言い方をする。

看護師ならば、誰にでも丁寧に優しく接するべきじゃない？　と思う人もいる

かもしれません。しかし、まず一番大切なのは、患者さん。その患者さんにやさしく丁寧に接しているのならば、他は、必要最低限のコミュニケーションでもいいのではないか？　と考える人もいるでしょう。

もともとEさんは、人とコミュニケーションをとるのは苦手だったけれど、小さい頃、大きなけがをして、看護師さんに優しくされたことをきっかけに、看護師にあこがれ、看護師になったのです。口下手だけど、患者さんのためになら頑張れる！　そういう方かもしれません。そうなると、Eさんに対して、「口下手だけど、頑張っているのね」という見方もできますね。見方は、いろいろ。「違い」はあるけれど、「間違い」ではないのです。

大事なのは、無理に見方を一致させる必要はないということ。時折、相手のメガネにかけかえて見てみるというのもいいですね。お互いに、それぞれの見方を話し合い、聴き合う、そして、それぞれに歩み寄ることが大事なのです。

マル、バツの評価ではありません。どっちにもマルをつける。そして、自分はどうするのか、それは、あなたが自分自身で選ぶことができるのです。

ポイント 5

自分や周囲を勇気づける心理学

勇気づけとは

アドラー心理学は、別名、勇気づけの心理学と呼ばれています。

あなたは、もしかしたら、「勇気づけ」という言葉を初めて耳にされたかもしれませんね。

「勇気」という言葉を調べてみましょう。辞書には、「いさましい意気。困難や危険を恐れない心」「何事も恐れない勇ましい心」とあります。

しかし、アドラー心理学でいう「勇気」は、少し違います。

アドラー心理学では、「勇気」のことを「困難を克服する活力」、そして、勇気づけとは、「困難を克服する活力を与えること」と定義しています。

勇気づけについては、5章、6章で詳しくお話ししますが、ここでは、簡単にご説明しますね。

勇気づけの関わりとはどのような関わりでしょうか？　アドラー心理学的な関

わりを勇気づけの関わりと呼ぶとしたら、そうでない旧来の関わりとして、賞罰の関わりというものがあります。この2つの違いを、次に示します。

勇気づけと賞罰の違い

賞罰の関わりは、人と人との関係が、上下の関係になります。

何かができたら、褒める。子育ての場合だと、ご褒美をあげる。お小遣いをあげるなども入るでしょう。そして、失敗したら、怒る、叱る、けなすという形です。

あなたの現場を想像してみてください。何かトラブルが起こったとき、師長や主任看護師が、スタッフに対して使う言葉。次のような言葉が日常にあふれていませんか？

「どうして、あなたは、そうなの。何度言ったら、分かるのかしら」

「いつも失敗ばかりで、何やっているの？　本当にダメね」

「急いで、急いで！　間に合わないわよ。時間足りませんから！」

「言い訳ばかりではなく、さっさと手を動かして」

このように、叱られて、注意されて、よしやろう！　というスタッフはいるでしょうか？

もちろん、なかにはいるかもしれませんが、それは、ごくわずかの人でしょう。

このような言い方ばかりしていたら、スタッフの心は、師長や主任看護師から離れていってしまうでしょう。

賞罰の人と勇気づけの人の例

たとえば、新人看護師と指導者であるプリセプター看護師のある日の出来事です。

初めて受け持った患者さんの看護計画を一生懸命立てている新人Xさん。やっと書き上げ、プリセプター看護師のHさんに見てもらいます。しかし、初めてなので時間もかかり、業務時間内にはできない。しかも、やっとできたかと思ったら、肝心なところが抜けている。こんな時、賞罰のプリセプター看護師ならどんなふうに言うでしょうか？　また、勇気づけのプリセプター看護師の場合はどうでしょうか？

【賞罰のプリセプター看護師】の関わり

「何をやっているの、こんなに時間もかかって！　大事なところが抜けているじゃない。こんなのでは、困ります！」

【勇気づけのプリセプター看護師】の関わり

「初めてのケースだったのですね。時間内にはできなかったけれど、最後まで

【賞罰の関わりと勇気づけの関わりの違い】

賞罰の関わり	勇気づけの関わり
上下の関係	横の関係
相手を評価する態度	相手の気持ちに寄り添い、共感する態度
結果重視	経過重視
条件付き 相手が自分の期待していることを達成したとき	無条件 相手が達成したときだけでなく失敗したときもあらゆる状況で

出所：ヒューマン・ギルド　愛と勇気づけの親子関係セミナー（SMILE）テキストより引用・改変

書き上げて、頑張りましたね。ただ、大事なところ、ここが抜けていますね。ここは、○○のようにしてもいいし、△△でもいいと思いますが、どうですか？」

新人看護師さんの立場から

初めて受け持った患者さんの看護計画。しっかりりちゃんとやらなくちゃ！　とは重々わかっています。今までの知識を総動員して、看護計画を立てるのですが、やはり新人です。入ったその科ならではのことは、抜けてしまうこともある。そして、頑張ってはいるけれど、時間内には、終わらない。

そんな中、【賞罰のプリセプター看護師】の一言。

「できなかった自分が悪いのは分かっているけれど、そこにダメ出しされて、しかも、だからどうすればいいかも教えてもらえない。あ〜もう嫌だ……」と、気持ちは沈んでしまいます。

もう1つの【勇気づけのプリセプター看護師】の一言。

このような言葉をかけられたら、「初めてだって分かってくれた。時間内にはできなかったけれど、最後までやったことは理解してくれた。頑張ったことは見てくれていたんだ。できなかったところも、ただ指摘するだけではなく、どうしたらいいか選択肢を与えてくれた。ありがたい……」という心の動きになるのではないでしょうか。

プリセプター看護師の立場から

【賞罰のプリセプター看護師】の関わり
「新人看護師さんは、まだ新人と分かっているけれど、ついつい強く言ってしまう。でも、言ってしまった後、結局、怒るだけでは患者さんのためにもならないし、新人さんのためにもならない。心の中に、もやもやが残るだけだ……」

【勇気づけのプリセプター看護師】の関わり

「新人さんも、初めてながら、頑張っているよね。私も新人の頃はできなかった。最後までやり遂げただけでも頑張っていると思う。でも、時間がかかりすぎるのはよくないし、大事なところは押さえていてほしい。患者さんにご迷惑をかけてしまうから。分からない部分があるのは仕方ないので、選択肢を与えて、考えてもらおう」という心の動きになりそうです。

アドラー心理学の両輪「勇気づけ」と「共同体感覚」

前者の関わりだと、お互いに疲弊してしまう関係性ですが、後者の関わりだと、お互いが勇気づけあい、穏やかで前向きな姿勢になれると思いませんか？

このように、アドラー心理学は、自分も周囲も勇気づける心理学なのです。

そして、「勇気づけ」とともに、アドラー心理学が大切にしている価値観が「共同体感覚」です。

精神的な健康のバロメーターとしての共同体感覚とは、家族、地域、職場など共同体の中での所属感・共感・信頼感・貢献感を総称したものです。「共同体感覚」というと、少しなじみにくいので、他の人々、仲間との間のつながりや絆の感覚とお伝えしましょう。

「共同体感覚」と「勇気づけ」は、アドラー心理学にとって車の両輪といってもいいくらい大切なものになります。

この2つについても、本書全体を通して、これからお伝えしていきますね。

第2章

人間関係がラクになる！
コミュニケーションの取り方《職場編》

人間の悩みは、いつも「対人関係」から生まれる

看護師という仕事は、業務自体の大変さもありますが、人間関係における大変さも計り知れないものがあります。結婚や出産で離職する人もいますが、職場の人間関係に悩み、心も体も疲弊し、病気になって休職したり、転職・離職を繰り返したりする人も少なくないでしょう。同僚、上司、医師、その他の医療従事者、患者さんと、多種多様な人たちと関わらなければならない看護師。たくさんの人と関わるため、悩みも増えていきます。

看護師という仕事は、とてもやりがいがあり、責任感や貢献感を感じることのできる素晴らしい仕事です。しかし、その人間関係に疲弊し、続けたいのに続けられない。そのような方もいることでしょう。そこで、役に立つのが「人間の悩みは対人関係に行きつく」ととらえるアドラー心理学です。

アドラー心理学で、見方、考え方、視点を少し変えることで、人との関わりがラクになったり、よりよい関係性を築けたり、そして、ひいては生きるのがラクに楽しくなるかもしれません。

新人看護師、中堅看護師、主任看護師、看護師長、看護学生と、それぞれの立場での悩みもあるでしょう。ここでは、対人関係における具体的な事例を挙げながら、さまざまな状況でのコミュニケーションの取り方を考えていきたいと思い

ます。

Q 看護学生（H）です。みんなから好かれたいという気持ちがあります。人に嫌われるということが、とても怖くてすごく悩んでいました。どんなに自分と合わない性格の人でも、嫌われないように自分を相手に合わせようとしていました。今後、看護師になるのだし、やはり自分と合わない性格の人がいる場合、自分がその人に合わせていくほうがいいのでしょうか？

誰からも好かれたいとの思いを阻む「相性の法則」

みんなから好かれたいという気持ちは分かります。誰でも嫌われるのは嫌なものです。しかし、まず考えてみましょう。みんなって、どのようなみんなでしょうか？　看護学校にいる生徒全員？　これから出会う人みんな？　これから担当する患者さんみんなでしょうか？

そして、もう1つ。Hさん、あなた自身は、あなたの周りにいるすべての人が好きですか？　答えは、どうでしょうか。

すでに質問の中で「自分と合わない性格の方がいる」とおっしゃっているよう

に、Hさん自身も、ちょっと苦手な人がいる様子。ということは、すべての人が大好き！　と言い切れる状態ではなさそうですね。

人間関係には、「相性の法則」というものがあります。

人は、2：6：2の割合で、「相性の良い、普通、悪い」の分布があるのです。

たとえば、10人いるとしましょう。そのうち、2人はあなたと相性が良く、あなたのことをいいな、好ましいなと思ってくれます。6人は良くも悪くもなく、ごく普通。残りの2人はあなたと相性が悪い、あなたのことをあまり好ましく思っていないということです。

看護学校のひとクラスが40人だとしたら、苦手な部類に入る人は、8人いるということです。そして、これはあなたと同様、あなたの周りの人たちも、あなたに対して同じ分布で受け止めているのです。あなたが、この人と合うな、この人

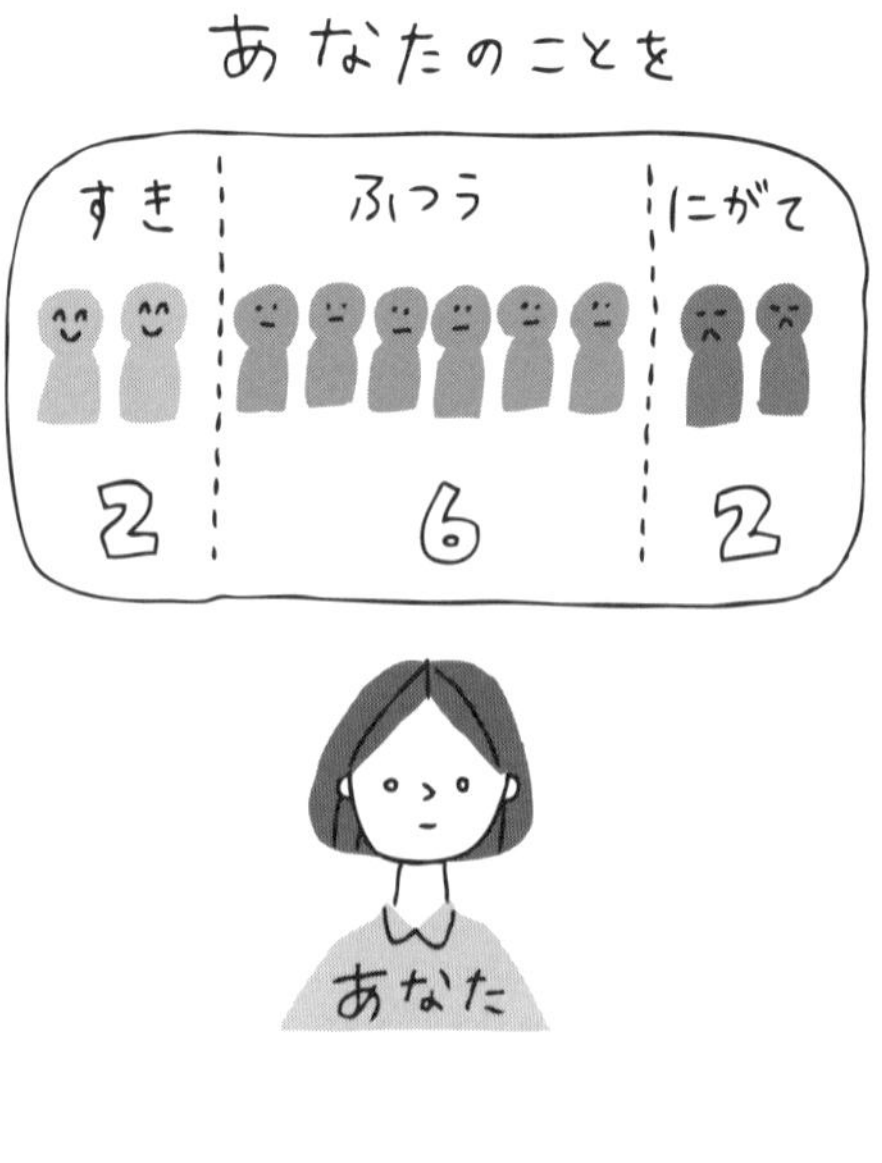
あなたのことを
すき
ふつう
にがて
2
6
2
あなた

と合わないなと思っている人たちは、あなたに対しても同じように受け止めているということですね。

Hさん、あなたが考えている「みんな」は、どうでしょう。クラスの全員が、「みんな」でしょうか？　でも、周りにいるすべての人から好かれるということは、相性の法則上、基本的にはないのです。

この「人間関係の大法則」を知っていれば、心がラクになる

もう1つ大きな法則をお伝えしましょう。「人間関係の大法則」です。

みんなに好かれた人は歴史上にも存在しない。
みんなに嫌われた人も同様である。

みんなに好かれたいと思うのは、幻想にすぎない。
みんなに嫌われていると思うのは、妄想にすぎない。

どんな偉人でさえも、万人に好かれるということはないのです。

芸能人の人気ランキングというものがありますが、好きな芸能人として上位に

ランキングしている人が、同時に嫌いな芸能人の上位にランキングしているこ とって多いですよね。あの芸能人が好き！　と思う人もいれば、嫌い！　と思う人もいるということ。この世の中で、みんなから好かれるということはありえないでしょう。それなら、無理に自分を押し殺してまで相手に合わせる必要はないのではありませんか？　誰にでも、相性が悪い人がいる。それは、普通のことなのだと思えば合わない人がいて当然なのです。

人間関係の大法則を知っていれば、たとえ苦手だな、ちょっと合わないなと思う人に出会ったとしても、「うんうん、これは、2：6：2の後ろ2割の人ね！　当たり前にあることだ」と思えるようになるかもしれません。

Hさんは、私（長谷）が看護学校の人間関係論の講師として関わりました。さまざまなアドラー心理学の話をし、ワークを体験し、スキルを学んでいった後、このような感想をくれました。

「講義を聞いてから、自分と合う人ばかりではなく、自分と合わない人も、自分を嫌っていると思われる人もいるのだと知り、考えが変わりました。自分を嫌っている人もいるけど、自分のことを好きでいてくれる人もいる。嫌われても仕方がないのだと思い、気持ちが軽くなりました。〟全員から好かれている人はこの世にいない〝というのを聞いてホッとしました」

そうですね。合わない人がいてもいいのです。苦手な人がいてもいいのです。無理に合わせようとしなくてもいいのです。まずは、あなたが、あなた自身の気持ちを大切にすること、そこから始めればいいのです。

そして、最後にお伝えしたいことがあります。

人は、あなたが気にしているほど、あなたに関心を持っていません。みんな自分のことで、精一杯なのです。ですから、そこまで人の目を気にしなくてもいいのかもしれませんね。

Q 新人看護師（M）です。プリセプターナースのFさんは、ある方法を提案してくれましたが、その日の受け持ち看護師さんは、別のやり方を提案してきます。プリセプターの顔を立てたほうがいいのでは？　と思うのですが、その日の受け持ち看護師さんの方法が、自分はいいと思うのです。このように指導してくれる内容がいろいろあって、どうしていいのか　分からなくなり、悩んでしまいます。

違っていることは、間違いではない

看護師の現場に限らず、おそらくどの職場でも同じような状況はありますね。ある人は、こう言うけれど、他の人は別の考えを言ってくる。どうしていいか間に挟まれ動けなくなる。そのような状況はありませんか？

人それぞれ考え方はさまざまで、１００人の人がいたら１００通りの考え方がありますね。看護業務についても同じでしょう。それぞれの看護師さんで経験してきた場所も年数もバックグラウンドもすべて違います。そのうえで、さまざまな看護体験をしてきて自分でよいと思っている方法で看護をしています。経験してきたことが違うので、やることが違っても当たり前です。「違い」はあるけれど、「間違い」ではないのです。

ですから、どの方法にもマルをつけ、そのうえであなたがこちらのほうがよい！やってみよう！　と思う方法でやったらいいのです。

大切なのは、相手を立てながら自己決定を行う

実は、私（長谷）も看護学生のときに同じような悩みを持っていました。しかし、実習指導の看護師さんがくれた一言でとても救われたのを覚えています。

その指導者さんは、「私の言っていることがすべて正しいとは思わないで。い

ろいろな考え方がある。たくさんの看護師がいるので、たくさんの考え方、看護がある。だから、その中であなたがいいと思うことを選んでやっていってね」と、言ってくれました。

先輩の言うことは、「絶対だ！　間違いはない！」と思っていた私にとっては、実に目からうろこの言葉でした。今考えると、その指導者さんは自分の不完全さを認め、学生の私たちに選択肢を与え、決定権を与えてくれていたのだと思います。

アドラー心理学の考え方の1つに「自己決定性」という考え方があることは第1章でもお話ししました。指導者さんは当時の私に「自己決定してもいい」ということを伝えてくれていたのです。とは言っても、まだまだ未熟な看護学生。どれがいい、どちらがいいと決めることは、難しいと言えます。そうなると、看護学生の間は、まずは指導者さんの意見を第一の選択肢にするというのが基本でいいと思います。

しかし、今回の新人看護師Mさんの場合です。

プリセプターのやり方を知りつつも、別の看護師のやり方がいいなと思った時、それをプリセプターにうまく伝える方法はあるのでしょうか？

アドラー心理学的には、「相手もＯＫ、自分もＯＫ」のお勧めの言い方があります。プリセプターに失礼にならずに自分の思いを伝える方法を、知りたいと思いませんか？

言い方にも４つのタイプ　あなたの言い方は？

ここで、１つのワークをやってみたいと思います。

表の①から⑩までの状況で、「要求（行動）する」「断る」ことが「できる」「できない」を判断基準に該当する箇所に○を入れ、合計点を出してみましょう。深く考えすぎず、直感で答えてみてください。

	必ずできる	時々できる	めったにできない	決してできない
①コンサートの途中、バラードの曲なのに後ろの席の人が話をしていて迷惑です。話をやめるように言うことはできますか。	3	2	1	0
②夜、約束があるのに看護研究のことで残って話し合いがしたいと研究リーダーから言われました。うまく対処できますか。	3	2	1	0
③ハンバーガー屋で600円のチキンバーガーセットを頼んだのに、チーズバーガーが出てきました。交換してくださいと要求できますか。	3	2	1	0
④人気のラーメン店の列に並んでいたら、割り込んできた人がいました。きちんと並ぶように言えますか。	3	2	1	0
⑤少し苦手だなと思っている人がメールアドレスを尋ねてきました。教えないで対処できますか。	3	2	1	0
⑥知り合いになりたいなと思っていた人を学会の懇親会で見かけました。近づいて挨拶できますか。	3	2	1	0
⑦患者さんのケアに対して、周りの人の意見と異なる意見をあなたが持っているとき、それを伝えることができますか。	3	2	1	0
⑧友達が人気アーティストのコンサートチケットが余ったからと、5,000円で売るよと言ってきました。しかし、あなたはあまり好きなアーティストではありません。断れますか？	3	2	1	0
⑨好きなドラマを見ていたら、話の長い友達から電話がかかってきました。後でかけ直してと言えますか。	3	2	1	0
⑩同じマンションの上の階の住人が、毎日夜遅くなっても、楽器を弾いて、なかなか眠ることができません。上の階の住人か、管理人に注意を促すことができますか。	3	2	1	0

合計（　　　　　）点

出所：ヒューマン・ギルド　ELM勇気づけ講座テキストより引用・改変

いかがでしたか？

20点以上の方は、主張的な方です。日常生活でも、それほど困ることはないかもしれません。

13点から19点の方は、やや主張的な方です。

12点以下の方は、非主張的で、少し主張性のトレーニングが必要でしょう。

しかし、これは、よい、悪いではありません。あくまで、そうした傾向にあるという目安としてとらえてくださいね。

では、主張的、非主張的とはどのようなことを表しているのでしょうか。さらに、主張的や非主張的以外に攻撃的、復讐的な言い方もあります。合わせて見ていきましょう。

まず、「主張的な言い方」は、自分もOK、相手もOKという、自分も相手も納得できる、さわやかな言い方です。

相手のことを大切に思うあまり、自分を抑え過ぎてしまうと、「非主張的」になってしまいます。そうなると、相手はいいのですが、自分自身に負担がかかることになり、息苦しい感じになってしまうでしょう。

逆に、相手の立場を考慮せずに自分の要求や思いだけを貫くと、「攻撃的」で相手にプレッシャーを与えてしまう言い方になります。

「復讐的な言い方」は、普段の日常生活ではあまりありません。しかし、他人とのやり取りを行う中で攻撃的になりながら、それでも相手がなかなか受け入れてくれないとき、自分に対しても相手に対しても、破壊的な言い方をすることが、「復讐的な言い方」に当たります。

看護の現場では、復讐的な言い方をする方はあまりいないかもしれません。しかし、非主張的な言い方や、攻撃的な言い方をする人はいるかもしれませんね。一番のお勧めは、やはり「主張的な言い方」です。

相手に選択の余地を与えていますか？

では、最初に戻り、プリセプターに失礼にならずに自分の思いを伝える言い方を考えてみましょう。

「Fさんのやり方は、とても理解できました。勉強になりました。教えてくださりありがとうございます。ですが、他の方のやり方を聞いてみて、今回は、こちらのほうでやってみたいと思っています。いかがでしょうか？」

という言い方はどうでしょう。

	自分	相手	別名
主張的	OK	OK	さわやか
非主張的	Not　OK	OK	気詰まり
攻撃的	OK	Not　OK	プレッシャー
復讐的	Not　OK	Not　OK	自滅的

出所：ヒューマン・ギルド　ELM勇気づけ講座テキストより引用・改変

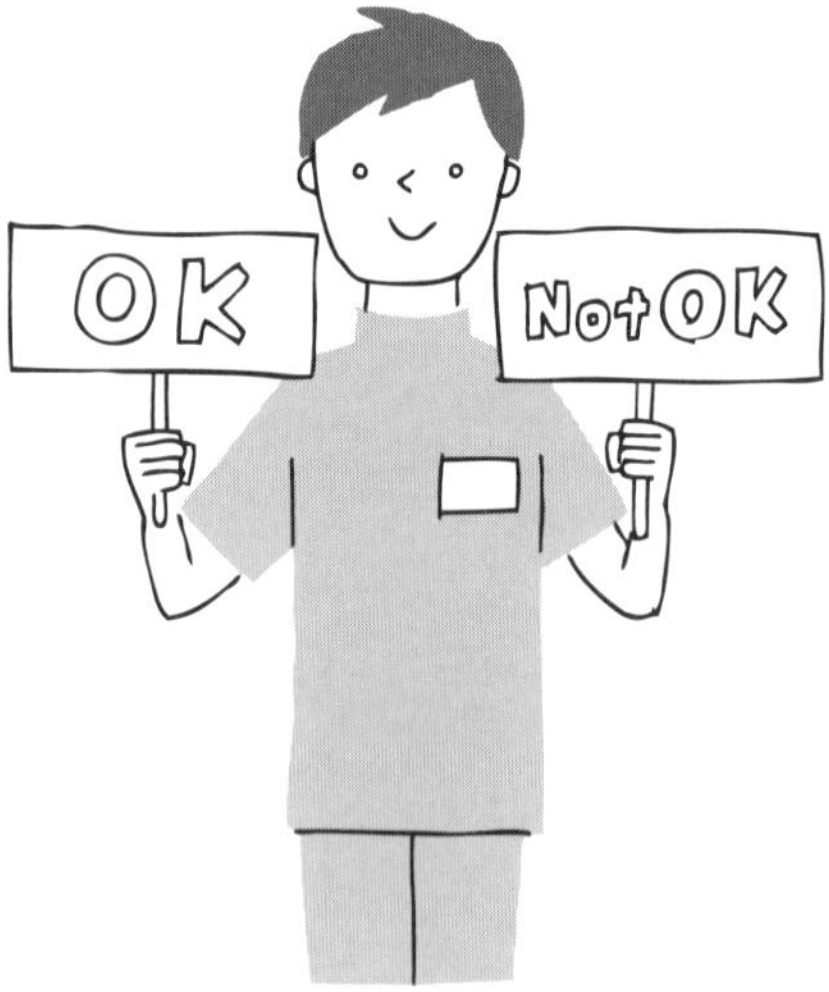

プリセプターのやり方も認め、感謝を伝えたうえで、別の方法をやってみたいという主張的な言い方ができています。

そして、主張的な言い方に加えて、もう1つ、「いかがでしょうか?」という言葉が大切なポイントになってきます。

この表現は、相手に選択の余地を与える言い方です。

この場合、プリセプターが、「いや、それでも、私の方法がお勧めだから、まずは、こちらをやってみて」と言うこともできますし、「そうなのね。分かりました」と言うこともできます。相手に「ＮＯ」の選択肢を与えているというところが、重要になってきます。

新人看護師として、他の先輩看護師や上司と話をするとき、そして自分の意見を伝えるとき、「〇〇と思いますが、いかがでしょうか?」という言い方をすると、相手は自分の立場や状況を考慮されたと感じますし、今後も良好な関係を続けることができるでしょう。

Q 私（I）は、外科2年目看護師。何をするにもゆっくり。小さいころからそうでした。看護計画を立てるのも看護ケアも他の人より時間がかかってしまいます。ケアをするときに、患者さんとゆっくり話をしながらやっているので、時間がかかってしまうのです。でも、同じチームの先輩看護師（7年目）のJさんはテキパキ仕事をこなし、なんでも早めに終わっています。私に対しても、「早く！　早く！　効率よく！　次に何をするか考えて」と言われます。そんなJさんを見ていると、つくづくゆっくりとしかできない自分が嫌になります。でも早く早くとスピードだけを重視していたら、患者さんとゆっくり話す時間もないし、冷たいのではないか、と不安にもなります。テキパキしているJさんに対しても、もやもやした気持ちを抱いてしまいます。

人間は、自分の持ち味を使って生きている

Iさんは、とても慎重な方なのですね。1つひとつのことをやっていくのに、時間をかけて丁寧に向き合っていらっしゃる。それは、素晴らしいことですね。

Iさん自身は、ゆっくりはいけない、早いことがいい、ゆっくりしている自分

はダメだと思っていますか？

しかし、そうではないのです。小さなころから、何事にもじっくり確実に取り組んでこられた。そういう価値観で生きてこられたということですね。それは、Iさんらしく、とても良い部分だと思います。

アドラーは、「重要なことは、人が何を持って生まれたかではなく、与えられたものをどう使いこなすかである」と言っています。Iさんと先輩看護師Jさんは、別の人間。それぞれが持っているものも違うのです。


では、ここでIさんとJさんの育った環境、今までの職場、その他バックグラウンドを見てみましょう。

Iさんは、2年目看護師。1人っ子。サラリーマンの父と、専業主婦の母に育てられました。家に帰ると、母がIさんを見守り、「Iのペースでいいんだよ。1つひとつ確実に、ゆっくりでもいいんだよ」と、育ててくれました。

Iさんは、おおらかな性格で人の話を聴くのが大好きです。内科病棟を希望していましたが、新卒で外科に配属され自分のペースと違う流れに少し戸惑っています。しかし、患者さんからの評判はとてもよく、「Iさんは、笑顔が気持ちよくて話をゆっくり聴いてくれるので、担当になるとうれしい」などの言葉をよく言われています。

一方のJさんは、看護師歴7年。3人姉妹の長女。父はサラリーマンで、母は看護師。帰りの遅い父と共に、母も仕事が忙しいので、小さなころから、母の手伝いをしたり、妹たちの世話をしていました。勉強をしながら、家事手伝い、妹たちのお世話など、限られた時間でやるべきことがたくさんあったけれど、すべてそつなくこなしていました。

ICUに4年勤務した後、外科（一般外科）に異動。ICUにいるときは、一瞬の判断ミスも許されない緊張の連続の現場でした。患者さんの急変など予測できないことに備えて、できるだけ早く確実に、その日のケアなどは済ませ、時間に余裕を持って看護に当たっていました。外科（一般外科）に異動した今はICUでの経験を生かし、また中堅看護師として、もっと効率よくクオリティの高い看護ができるように！　という気持ちが強くあります。主任看護師や、師長からは、とても頼りにされて病棟のために！　と日々奮闘しています。

テキパキ？　ゆっくり？　いろいろな看護観があっていい

2人のバックグラウンドを見てみるとまったく違いますね。

Iさんのペースがゆっくりであるのは子どものころから母親に「1つひとつ確実

に、ゆっくりでもいいんだよ」と教え育てられてきたことも大きな要因の1つのようです。じっくりと向き合う姿勢は患者さんからの信頼を得、癒しを与えているようですね。

Jさんがテキパキなのは小さなころから、家では母を支え、限りある時間の中で最大限のパフォーマンスができるよう日々過ごしてきたことが要因の1つでしょう。Jさんのような看護師はサポート力がとても高く、自身のケアや看護のうえでやるべきことは早々に終わっているので、他のスタッフの手伝いなどをしてくれ、とても助かります。また、リーダー的な存在でとても頼りがいがありますね。

「テキパキ」と「ゆっくり」――。

どちらが、良い、悪いではありません。その人その人のバックグラウンドで、いろいろな価値観、看護観があります。それを大切に、まずは自分らしさを職場で生かしていくこと。そして、その後、価値観、看護観の多様性を知り認め、できれば自分にはない部分を少しずつでも取り入れていく。

普段、人はその人が持っている可能性のごくごく一部しか実際には使っていません。しかし、自分の持ち味の使い方を工夫すれば、もっと能力を発揮することができます。「ゆっくりとしかできない」と思っているIさんも、もしかしたら、考え方次第では、「早く！　効率よく！」動けるのかもしれません。

まずは、あなたが持っているものを、最大限に使いこなし、そして、あえて、苦手だなと感じる人の苦手部分を、少しだけ取り入れて行動すると可能性が広がるかもしれませんね。

Q　私（K）は、看護師5年目。もともとネガティブ思考でマイナスなことばかり考えてしまい、予想外のことが起きると良くない方向にとらえてしまいがち。たとえば、この前仕事で失敗して主任や師長に注意されました。そうなると、もうこの病棟ではやっていけない……などと考えてしまいます。このような性格を変えたいのですが、どうしたらいいですか？

ネガティブ思考が、絶対悪いわけではない

Kさんは、ご自身のことをとても冷静に客観的に見ていらっしゃいますね。

ネガティブ思考というのは、一見、あまりよくないように思えますが、看護師としては、慎重で、リスクマネジメント力が高いとも言えるでしょう。

ネガティブ思考が、まったく悪いというわけではないのです。

看護の世界で、失敗するというのは、確かに良いことではありません。しかし、失敗しない人間がいるでしょうか？

注意してくれた師長や、主任も、かつては一スタッフでした。いろいろな失敗、学びを経て、今の立場にいらっしゃるのかもしれません。失敗は、チャレンジの証であり、学習のチャンスです。チャレンジしたからこそ、失敗したのではないでしょうか？

失敗を恐れて、安全な道ばかり選んで歩いていたら、人類の大きな発見も、達成も得られません。失敗をして、「なんで、失敗してしまったのだ……」と自分を責め、落ち込む対応もあるでしょう。その一方で、「失敗を通じてどんなことを学んだのか？」「もう1回やるとしたら、どんな点に気をつけたらいいだろうか？」と、前向きに考え、失敗を肯定的にとらえる人もいるでしょう。

失敗の経験が、Kさん、あなたをより育ててくれたというふうには考えられませんか？

人は、挫折があってこそ、相手の心の痛みが分かり、より寄り添えると思います。

あなたのネガティブ思考な部分は、患者さんのネガティブな思いに共感できる素晴らしい要素だと言えるでしょう。

そして、実はネガティブな思考も性格も、それは単なる考え方のクセだったりします。自分には、そのような考え方のクセがあるということを、まずは知り、もしもそのクセが不便だと思ったら変えてみるといいですね。

性格（ライフスタイル）は変えられる

Ｋさんは、自身のネガティブな性格を変えたいとおっしゃっています。そのネガティブな性格をなかなか変えることができない自分に苛立ちを感じたり、落ち込んだりしているのではないでしょうか？

一般的な心理学で呼んでいる「性格」のことを、アドラー心理学では、「ライフスタイル」と呼びます。

性格と言ってしまうと、幼い頃に形成され、それがずっと続いていて、なかなか変わりにくい特性だという印象がありませんか？

しかし、アドラー心理学では、特有の思考、感情、行動は、教育を受けたり本人が自覚的な努力を行うことで、変えることができるスタイルだと考えています。ネガティブだと思っているライフスタイルも、本人が不便だと思い、変えようと思ったら、そのときから変えることができるのです。

ライフスタイルを変えるためには、勇気が必要です。

もしかしたら、Ｋさんは、あえてネガティブなライフスタイルを選んでいるのかもしれません。

あなたのライフスタイルは、あなたが選んで形成したもの

では、ライフスタイルとは、どのように形成されているのでしょう。

私たちは、生まれてすぐにライフスタイルの形成を始めます。まず家庭という環境で父親と母親に囲まれて初めて社会を知ります。家庭の中で、世界がどのようなところかを学び、自分の役割を見つけ選んでいきます。

たとえば、あることに対して、お父さんがこのような対応をしている。先生は、あの人に対しては、こんなふうに対応している。ああ、あんなふうにやったらいいのだな……と、身近な大人が問題に対処している姿を見ながら、それを手本やモデルにして試行錯誤しながら、行動しています。

きょうだいがいる人は、姉や兄、その他のきょうだいが、両親に対して、それ以外の人に対して、どのような対応をしているのか？　あんなふうにしたら、お父さんに怒られるのだな、では、自分は違う方法をとろう。あるいは、あのようにしたら、褒めてもらえるのだ。では、同じようにやっていこう。――ということも学んでいきます。

そして、お手本を見ながら、よし、これで大丈夫だと判断したとき、自分なりのやり方を工夫し、そこで納得し、その後は同じパターンを続けるようになるのです。これがライフスタイルの形成です。

あなたは、どのようなライフスタイルでしょうか？　いろいろなライフスタイル・性格の人がいると思います。もしも、それを不便だなと感じていることがあれば、それは今すぐにでも変えることができます。あなたが決心さえすれば――。

あなたの言葉や行動が変われば、あなたの性格は必ず変わる

Kさんも同様です。ネガティブな性格も変えることができます。

まずは、ネガティブな感情に気づくこと。ネガティブが悪いわけではないということに気づき、感じること。

ネガティブな思いが湧いてきたとき、「そんなときもあってもいい」と自分に言い聞かせてみる。「ネガティブの感情が悪いわけではないよ」と自分に声をかけてみる。

最初から、無理にポジティブな性格になる必要はないと思います。不便だな、変えたいなと感じているのならば、少しずつ少しずつ小さな行動を変えたり、い

つもの口癖を変えてみたり。

看護学校の講義の後、Kさんと同じように、自分自身のネガティブな性格を変えたいと言っていた方がいらっしゃいました。その方が、書いてくれた感想です。

「ネガティブな性格の自分が嫌だったけれど、授業（アドラー心理学ベースの人間関係論）を受けてみて、ラクになった気がした。自分を、変えられるかもしれないと少しながら希望を持った。人間関係が難しすぎて頑張ることが多いけど、頑張りすぎず、自分を大切にしたい」

今すぐにできる簡単なことからで大丈夫です。言葉、行動を変えてみることが性格を変えることへの第一歩へとつながるでしょう。

Q 私は、主任3年目の看護師（L）35歳です。主任になってから看護師長とスタッフの業務調整、両者の思いの違いを目の当たりにし、間に挟まれてつらいと感じる毎日です。

上司からは、「これと、これ、業務改善の件、任せたよ。スタッフと一緒に、○○までにお願いね」と言われるし、スタッフからは、「日々の看護もあるのに、いつものことに直接関係のない仕事までできません。現場を分かってくれているんですか！」と言われる……。

スタッフのミスは、自分の責任のように師長から怒られることも多いし。怒られてばかりだと、仕事のやる気もなくなります。年上のスタッフからもいろいろ言われるし。こんなことなら、主任なんかにならなければよかったと思うばかりです。

それぞれの立場を「なぜ？」ではなく、「何のために？」で考えてみる

主任という立場は、中間管理職。つらい気持ちになることもたくさんですよね。

上司の気持ちも分かるし、スタッフの思いも分かる。その両方の言い分が理解

できるからこそどうしたらいいのか？　お互いの気持ちをくみ取りながらうまく現場を調整していきたい。しかし、それぞれの言い分を聞きながらやろうとするとうまくいかない……と、悩んでしまいますよね。

Ｌさんは「年上のスタッフから、いろいろ言われるし、主任なんかにならなければよかった」と言っていますが、Ｌさんが、主任になったということは、Ｌさんに主任になれるだけの力量がある、主任としてふさわしい看護をしてきたと認められて選ばれているのです。まずは、Ｌさんが自分自身に自信を持ち、自分の意見、意思、考えをしっかり周囲に伝えてみましょう。

ここで、第1章でも紹介しましたアドラー心理学の「目的論」で考えてみましょう。原因論の「なぜ？」ではなく、「何のために？」です。

人のすべての行動には、目的があります。あなたは、何のために看護師になりましたか？　何のために看護をしていますか？　いろいろな思いがあるでしょう。

患者さんのために貢献したいというのは、みなさん、同じではないでしょうか？　病棟や、外来など所属部署の業務が円滑に機能していると、患者さんへのケア、寄り添う時間も増えよりよい看護ができると思います。

森を見る目、橋をつなぐ言い方
——今あなたに求められている役割とは？

すべては、患者さんにつながります。

おそらく、上司の看護師長も、職場の業務をスムーズにできるよういろいろな指示を出し、スタッフとあなたに仕事を依頼するのだと思います。

「任せたよ」と言ってくれるというのは、あなたに対して全幅の信頼を寄せているからこその言葉です。信じて任せてくれるというのは、あなた自身を認めてくれているということ。嬉しいですよね。

そして、スタッフ看護師の思い。

確かに、日々の看護に忙しすぎて他の仕事まで回らないというのは、正直なところでしょう。しかし、その仕事の本来の目的が見えていないだけかも……。それは、「木を見て森を見ず」ということになっているのかもしれません。

スタッフ看護師は、その日その日の看護や、そのほかの業務で忙殺されています。木を見ることで手いっぱいだとしたら、現場の業務から少し離れている主任看護師のあなたは、俯瞰（高いところから見下ろすこと）し、森を見て、本質的に必要なことを見極めることができるのではないでしょうか？

業務が整理されたら余白が生まれ、仕事の余白は心の余裕にもつながります。

すると、日々の看護にも余裕ができ、よりよい看護につながってくるでしょう。師長が考えている思いをくみ取り、そこに、この分かりやすい目的、言葉を添えて、うまくスタッフに伝えるというのが、主任であるあなたの役割ではないでしょうか？

すでにあなたは、この本で、「主張的な言い方」を学んでいます。ぜひ、その主張的な言い方を取り入れ、上司と部下をつなぐ橋として貢献してみませんか？

Q 看護師長になって2年目のY、43歳です。厳しくスタッフを指導しても、なかなか成果が上がりません。人を育てていくのは難しいとしみじみ感じています。スタッフが自然とやる気になってほしいのですが、なかなかそうはならず、結局、叱咤激励の毎日です。どのような方法でスタッフと関わっていけばいいのか悩んでいます。

人を育てるのに有効なのは、叱咤激励ではなく、勇気づけ

おそらくYさんは、ご自身がスタッフのときは厳しく指導されて看護師人生を送られてきたと思います。ですから、それと同じ方法で、厳しくスタッフを指導

している。しかし、それでは、なかなかうまくいかないという現状なのでしょう。

昔の上司と部下の関係は、叱咤激励・賞罰による動機づけが多かったように思います。しかし、ここ最近は、その動機づけを卒業しつつあるような印象を受けています。

一般に叱咤激励・賞罰による動機づけとは、厳しく接し、叱ったり激励したり、褒めたり罰を与えたりすることで、相手に恐怖感を与えて、それを避けるために行動を起こさせようとすることです。

しかし、これは、即効性はありますが、長期的には続きません。

そこで、人を育てるのに有効なのが、勇気づけです。

第1章で、「勇気」とは「困難を克服する活力」、そして、そのことを自分自身や他者に与えることを「勇気づけ」としていましたね。

スタッフの育成にも、勇気づけがとても効果的なのです。

勇気づけができる上司の部下は、生き生きと意欲的に成長する

勇気づけマネジメントができる人と勇気づけマネジメントができない人の6つの特質を挙げてみました。

勇気づけマネジメントができる人は、叱咤激励と賞罰ではなく、尊敬と信頼で動機づけていきます。

「尊敬」とは、相手を自分と同じ価値をもつ人間として重んじることです。人それぞれ年齢・性別・職業・役割・趣味などの違いはあるけれど、人間の尊厳に関して違いはありません。礼節を持って接する態度が大切です。

「信頼」とは、どんな行動をしていようと相手の行動の背後にある善意を見つけようとし、根拠を求めず、無条件に信じることです。

看護師長であっても、1年目の新人看護師であっても、そして、医師であっても、人としての価値は同じです。望ましい対人関係とは、相互に尊敬し合い、相互に信頼し合う関係です。この「相互」という言葉が、とても大切になってきます。

「相互」になるためには、スタッフから尊敬・信頼されるのを待つのではなく、看護師長である自分から先に、そしてより多く、スタッフを尊敬し、信頼することが大事なのです。

そして楽観主義で、未来指向であること（これは、第1章の「アドラー心理学の5つのポイント」で述べています）。

次に、聴き上手であること。聴き上手な人は、相手の関心に関心を持っていま

【勇気づけマネジメントができる人とできない人の違い】

勇気づけマネジメントができる人	勇気づけマネジメントができない人
尊敬と信頼で動機づける	叱咤激励と賞罰で動機づける
楽観的（プラス思考）	悲観的（マイナス思考）
目的（未来）指向	原因（過去）指向
聴き上手	聴き下手
大局を見る	重箱の隅ばかりつつく
ユーモアのセンスがある	皮肉っぽい

す。このことは、「共感」につながります。

「共感」とは、相手の目で見、相手の耳で聴き、相手の心で感じることです。

スタッフが相談をしてきたときは、聴き上手な対応を心がけましょう。ついつい人は、自分の立場で物事を見がちですが、そうではなく、スタッフの目で見、耳で聴き、心を感じながら聴くことに徹する。すると相手は、自分たちを分かってくれようとしていると感じ、より心を開いてくれることでしょう。

スタッフが失敗をしたとき、何かトラブルが起こったとき、勇気づけマネジメントができない人は、重箱の隅を突くようなダメ出しばかりをし、皮肉っぽい対応をします。そのような対応をされると、相手は、自信とやる気を失い、意欲を失っていきます。

しかし、勇気づけマネジメントができる人は、ユーモアのセンスを持ちながら、大局を見ます。失敗をも勇気づけることができるのです。

失敗の体験は、チャレンジの証、学習のチャンスなのです。

「なぜ失敗したの？」と責めるのではなく、「失敗やトラブルを通じてどんなことを学んだのか？」「もう一回チャレンジをするとしたら、どんな点に気をつけたらいいだろうか？」と失敗から教訓を受け取り、今後どのように生かすのか？を全体で考えていくこともできます。

このような勇気づけマネジメントができる上司の下で仕事ができるようになると、スタッフは、生き生きと意欲的に成長してきます。

まずは、看護師長であるあなたが、勇気づけを実践していく人になること。自分が変わると決心すること。自分を育てることから始めてみてください。そうすることで、職場の雰囲気が激変し、職場も活性化していくことでしょう。

悩んだ時は、より大きな共同体感覚で考える

それでも、あなたの職場では、さまざまな人間関係の悩みが起こってくるでしょう。どうしたらいいのだろう？　と考えた時……。

アドラー心理学では、悩んだ時は、より大きな共同体のメリットで考えるという考え方があります。

共同体というと、難しいように感じるかもしれませんが、あなたが所属している家族、学校、職場、地域、国だったり。もっと大きくなると地球だったり……宇宙だったり。そして、共同体感覚とは、「I（＝私）」ではなく、「We（＝私たち）」という感覚です。個人は、Weの中のIなのです。

人は1人では生きていけない。どこかに所属しています。私たちは、常にどこかのチームの一員なのです。その感覚を大事に高めていくことが共同体感覚だと言えるでしょう。

よりよい看護のため、そして患者さんのためと考えると、お互いに歩み寄れるゴールが見えてくるかもしれません。

自分自身への勇気づけ
――まずは、自分の心に「頑張っているね」の一言を

ただ、もちろんうまくいかない場合もあると思います。相手の気持ちばかりを考えて、心が疲弊してしまうこともあるかも。

そういうときは、まず、自分自身を一番大切にしてください。朝、おいしいコーヒーを飲むのもよし。お休みの日に、ショッピングに出かけるのもよし。ゆっくりお風呂に入るのもよし。

ある看護関係の方が、私（長谷）の講座を受けた後、こんな言葉を言ってくれました。

「看護師って、すべて患者さんのためにと、患者さんを一番に考えなくてはいけないと思っていたけど、違っていたのですね。まずは、自分を大切にすることが大事なのですね」

ぜひ自分自身に、「頑張っているね」と声をかけてみてください。自分自身にこんなふうに声をかけるなんて、褒めるみたいで照れくさいというのもあるかもしれません。しかし、このことは褒めることとは違い、アドラー心理学では、勇気づけと呼んでいます。

勇気づけに関しては、5章、6章で詳しく述べていきますが、自分自身に「頑

張っているね」と声をかけることも大切なのだということを、ここではお伝えしておきますね。

第3章

人間関係がラクになる！コミュニケーションの取り方《患者編》

より良い豊かな人間関係には、「勇気づけ」と「共同体感覚」の二本柱が重要

第2章では、職場における看護師間の人間関係を見ていきましたが、第3章では、患者さんを中心とした人間関係について述べていきたいと思います。

アドラー心理学では、「勇気づけ」と「共同体感覚」という概念を大切にしています。

より良い豊かな人間関係を築くためには、共同体感覚（つながり感覚）を高め、勇気づけを実践していく必要があると捉えています。

アドラー心理学は、「実践の心理学」と呼ばれ、学ぶだけではなく、実際の生活の中で実践することで理解が深まっていきます。

病院では、患者さんを中心にさまざまな人間関係が織りなされています。困った行動をする患者さん、怒る患者さん、医療従事者に不信感を抱いている患者さんなど、いろいろでしょう。その患者さんに関わる看護師は、どのように対応したらよいのか、悩んでしまうことも多いのではないでしょうか？

そこで、役に立つのが、アドラー心理学です。

具体的な事例に基づき、それぞれの対応に「勇気づけ」と「共同体感覚」をベースにしたアドラー心理学を取り入れてみましょう。

Q　2年目のHです。1年目が終わり、やっと仕事に慣れてきたところです。ナースコールを頻回に押す患者Cさん（入院は初めて）が苦手で……。

Cさんは、点滴ポンプのついた24時間キープの輸液があり、ベッドに安静中で、家族や付添いの方はいません。

15分おきに、「点滴が入っているところが痛い」「ベッドを少し下げてほしい」「水が飲みたい」「点滴の機械がピーと鳴るけれど、大丈夫か？」など訴えがあって……。余裕があるときは、すぐに対応できるのですが、何回かすぐに対応できないことがありました。たまたま2回行けないことが続いて、「他の方のケアが終わったらすぐ行きますので」と伝えたのですが、分かってもらえなかったようで……。他の看護師も同じようなことをやっているのに、自分だけが、なぜかいろいろ言われてしまいます。別の先輩看護師に、すぐに対応してくれない看護師だと話していたそうなのです。一生懸命やっているつもりなのに、分かってもらえない。なぜ、自分だけ……と、つらい日々を送っています。

共感とは、相手の目で見、耳で聴き、心で感じること

Hさんは、まだ2年目ですが、下に新人さんもいるので、独り立ちをして、頑張っていらっしゃるのですね。でも、まだまだ慣れない部分もあり、日々の看護、ケアなど業務に追われ、そこにイレギュラーで頻回のナースコールが鳴ってくると、対応も十分にできない。そして、自分だけがなぜか責められる。つらいですね。Hさんのお気持ちもよく分かります。

しかし、今度は、患者Cさんの立場になって考えてみましょう。自分が、24時間の点滴をされ、安静制限があったとしたら、どうでしょう。

もちろん、Hさんも身も心も精一杯。それを踏まえたうえで、では実際にどうしたらいいのかアドラー心理学のアプローチで見ていきましょう。

看護師は、聴くというスキルが高い方が多いと思います。

私（長谷）も、看護学生のころから、傾聴することが大事だと教えられ、看護師としても聴くことを重要視しながら業務に当たっていました。

しかし、このHさんのように、ナースコールで呼ばれるけれど、忙しい業務の中、他の担当患者さんの処置や記録などのこともあり、じっくり腰を据えて話を聴くことは難しい場合もあります。

ナースコールで訪室しても、言われたことのみにさっと対応して、用件だけを済ませ、すぐに別の業務に移るということも多いのではないでしょうか。たくさんの患者さんを担当しているので、仕方のない部分もあるでしょう。

では、その限られた中で、どれだけ患者さんの心に寄り添えるか？　そこが大事になってくると思います。

聴くときに一番大事なことは、「共感」です。「共感」とは、相手の関心に関心を持つことです。

ピッチングマシーンとはキャッチボールができない

「相手の関心に関心を持つ」とは、どういうことでしょうか？

まず、反対の「自分の関心に関心を持つ人＝自分にしか関心がない人」を考えてみましょう。この人は、自分中心で話を進めていく人です。自分の事ばかりを話すので、会話のキャッチボールではなく、キャッチャーのいないピッチングマシーン状態。そして、物事を自分の目で見て、自分の耳で聞き、自分の心で感じています。

しかし、「相手の関心に関心を持つ人」は、相手が話したいことを中心に会話をし、会話がキャッチボールになっています。そして、物事を相手の目で見、相手の耳で聴き、相手の心で感じているのです。

Hさんは、ご自身の業務が忙しいため、Cさんのことを、「ナースコールを頻回に鳴らす困った患者さん。そして、自分だけが嫌われているようで、つらい」という見方をしているようです。

しかし、患者のCさんの心はどうでしょう。Cさんの目で見て、Cさんの耳で聴いて、Cさんの心で感じてみましょう。

Cさんは心の中では、

「24時間ずっと入れっぱなしの点滴なんて初めてだし、針の先は大丈夫なのか？ 少しくらい動かしても大丈夫なのか？ 手を曲げると点滴の機械がピーって鳴る。それだけでドキドキするし。ベッドの上げ下ろしとか、自分でやると、また音が鳴りそうで嫌だ。何回も呼んでいるのに、すぐ来てくれない……。来たかと

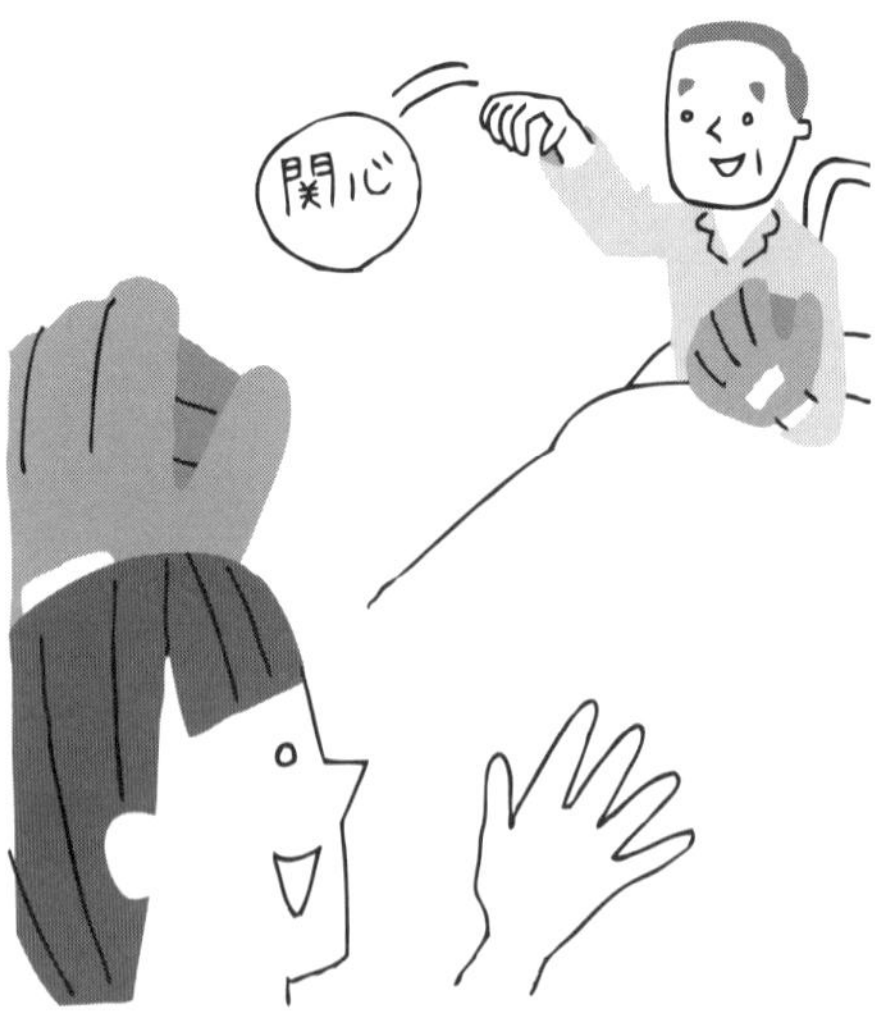

相手の関心に関心がある人	自分だけに関心がある人
相手が話したいことを中心に話すことができる	自分中心に話を進めていく
キャッチボール	キャッチャーのいないピッチングマシーン
相手の目で見、相手の耳で聴き、相手の心で感じる	自分の目で見、自分の耳で聞き、自分の心で感じる

出所：ヒューマン・ギルド　ELM勇気づけ講座テキストより引用・改変

思うと、ちょっと点滴を見て、すぐに出て行ってしまう。この気持ちを話す時間もない。話を聞いてくれるベテラン看護師に、ついつい言わないでいいことまで言ってしまった……」

このように感じているのかもしれません。

Cさんの心は不安や心配がいっぱいで、どうしようもない。そして、初めてのことなので、看護師に伝えるべきことなのか、放っておいてもいいのか分からない。そのため、頻回にナースコールを押す状況になっている可能性もあります。

このような場合、Cさんの心の奥の気持ちを察し、寄り添い、まず、話を聴いてみるのはいかがでしょうか?

もちろん、やることがたくさんある中でのことですから、長い時間はとれなくても大丈夫です。3分でも、5分でも、「あなたの話を聴きますよ」という気持ちで、訪室できるといいですね。

患者さんの言動の裏に隠された真意を想像する

まず、最初のナースコールで呼ばれたとき、「点滴が入っているところが痛い」と言われたら、その気持ちをまず受け止め、言葉を繰り返します。

H看護師「お待たせしました。点滴が入っているところが痛いのですね。つらいですね」

Cさん「そう。この刺しているところが、なんだかチクチクしている気がして。この針は手を動かしても大丈夫なのかな?」

H看護師「点滴の針が入っているところが心配なのですね。見てみますね(刺入部、輸液ポンプなど異常がないか確かめる)。大丈夫なようです。Cさんの点滴は、24時間なので、金属の針は入っていません。ここには、シリコンしか残っていないので、多少手を動かしても大丈夫ですよ」

Cさん「時々、機械がピーっと鳴るのだけど、これも点滴が漏れたりしているんじゃないかと心配なんです」

H看護師「そうなのですね。手を曲げると点滴の落ちが少し悪くなるので、音が鳴りますが、もとに戻すと大丈夫です。そんなに簡単に漏れたりしませんよ。音が鳴ったら、すぐに伺いますね。初めての入院で、分からないことばかりで、不安になりますよね」

また、どうしてもすぐに対応できない場合は、単に「待ってください」とだけではなく、「10分待っていただけますか？」とか「今、○○をしているので、それが終わったらすぐに伺います」など、数字や、具体的な目安が分かる言葉で伝えてみるのはいかがでしょう。

訪室したら、患者さんの直接の訴えを聞いた後、患者さんの目で見、患者さんの耳で聴き、患者さんの心で感じます。

ナースコールを押すきっかけは、点滴の痛みかもしれませんが、本当に患者さんが伝えたい気持ちは、「心配、不安」なのかもしれません。

看護師が、そこに気づき、共感しながら、言葉に表していく。

そうすることで、最初の患者さんの言葉だけでは見えなかった背後に隠れている気持ち、心の中の言葉に気づき、それを看護師が繰り返したり、同意したりすることで、患者さんは、「分かってもらえた、共感してもらえた」という気持ちになり、心も少しずつほぐれてくるのではないでしょうか？

力まない心の余裕が、仕事の余裕も生む

そして、Hさんご自身の心にも、寄り添ってみましょう。

仕事の余裕は、心の余裕。心の余裕は、仕事の余裕につながります。

2年目になったばかりで、新人さんもいる。しっかり仕事もしなくては！　と心も体も力んではいませんか？

看護師も人間です。すべてを完璧になんてできません。

そして、患者さんは病を抱え、心配や不安でいっぱいの不安定な状態。言うつもりもなかった文句や愚痴をついついベテランの看護師さんに、はけ口として言ったのかもしれません。ですから、その言葉だけにとらわれないでください。

そして、ご自身を大切にすることも忘れずに。オフのときは、ゆっくり休んで、リフレッシュもしてみてくださいね。

聴き上手になるための８つのコツ

時間のないときには、難しいかもしれませんが、勤務時間の最後など、５分でも10分でも時間ができたら、このような方法はいかがでしょう。

私（長谷）が働いていたときですが、どうしても受け持ち患者さんの話をゆっくり聴きたいというときは、早目に記録、引継ぎを終わらせ、勤務終了の10分くらい前に、その患者さんのところに行って、話を聴くということをしていたこともありました。

聴くときにも、以下の８つのコツを押さえて聴くと、より良いコミュニケーションがとれます。

①姿勢

点滴をさわりながら患者さんの話を聞いたりすることはありませんか？　首だけではなく、身体ごと患者さんの方を向き、節度のある姿勢で聴きます。

②態度

何かをしながらではなく、できれば、いったん作業の手を止めて向き合って話を聴きましょう。相手よりもやや節度のある言葉づかいで、丁寧な対応を心がけます。

③距離

関係により適切な距離があります。患者さんはベッドに横になっていることが多いですね。座られるときは、ラクに話せるように、身体の向きを整える手伝いをしましょう。横になっている患者さんと立ったままの看護師とでは距離がありすぎますので、許可を得てから、ベッドサイドの椅子に座ったり、または、屈んだりするとよいでしょう。

④表情

患者さんが悲しい話をしているのに、ニコニコして話を聴くのは、不謹慎ですね。当然のことですが、相手の話題に合わせた表情を心がけましょう。

⑤視線

傾聴には、アイコンタクトが大事と言われていますが、だからといって、患者さんの目をじっと見つめすぎるのは、やや攻撃されているような感じもしますし、異性の患者さんの場合だと、別の勘違いをされても困りますね。相手の口や、のどあたりを見ていて、ときどき、目を見るくらいが無難でしょう。

⑥あいづち

何も反応なく話を聴くとどうでしょう。本当に聴いてもらっているのかな？と不安になるのではないでしょうか？「なるほど」「そうなのですね」「へえ」「それで」など、患者さんが話しやすいように、適度にあいづちを打ちましょう。

⑦繰り返し

相手の言葉をそのまま繰り返すことも、共感の一つです。「私、眠れないんです」と患者さんが言ったら、「そうなのですね。眠れないのですね」と返す。「痛みがあってつらいんです」と言われたら、「おつらいのですね」と返してみる。まずは、「そうなのですね」と受け止めて、相手の言葉の最後を繰り返すことも効果的です。

⑧質問

患者さんの話に関心を持ち、話される内容のフレーム（枠）の中で質問しましょう。患者さんが「食事のことなんですけど、味のせいで食欲がない……」と話されているのに、「食事、味がうすいんですかね……そういえば、お薬ってちゃんと飲まれていますか？　ちゃんと飲んでくださいね」という返答だと、相手の患者さんは、食事のことをもっと聴いてもらいたかったのに……という思いが強く残るでしょう。

このような場合は、「お食事の味のせいで食欲がないのですね。今の食事、どのような味ですか？」など、⑦の繰り返しのあとで、相手の話のフレームの中である「食事の味」の話題で質問をするとよいでしょう。唐突に、こちらが聞きたい内容の薬の話をし始めると、患者さんは関心を持ってもらえていないような気持ちになります。

みてみて光線には、おへそビームで応えてあげる

また、「看護師さん、看護師さん」とナースコールを何度も押す患者さんは、悩みを聞いてほしい、不安を聞いてほしいという状態であることが多いです。「見て！　見て！　私に関心を持って」ということですね。

これを私（長谷）は、ママ向けの勇気づけ講座の中で、「みてみて光線」と呼んでいます。そして、この「みてみて光線」には「おへそビーム」での対応をお勧めしています。

おへそビームとは何？　という方もいらっしゃるかもしれません。この言葉は、私（長谷）が子育てをしながら講座をしている時に、自然に出てきたのですが、顔だけ向けて体が別の方向を向いているのではなく、おへそからビームが出ているくらいに、体ごとしっかり相手に向けて会話をしましょうという意味です。

ある受講生さんの話です。その方は、看護師ではありませんが、ほぼフルタイムでお仕事をされている方。兄弟二人の子育て中。下の子が生まれて、保育園4歳の上のお子さんが少し赤ちゃん返りをして、「ママ、ママ！」と言って来たり、

保育園でお友達に手を挙げたりして、困っているという相談を受けました。

私は、その時に、「おへそビームは最近されていますか？」と尋ねてみました。

すると、「最近、忙しいこともあったので、あまりできていなかった。向き合って話を聞いていなかった」とのこと。さっそくその日から、お子さんのことをギューとして、朝のほんの短い時間ですが、「ママ〜」に対して、おへそビームをやってみたそうなのです。

すると、他のお子さんに手を出すという問題と思われる行動は軽減して、「ママ、ママ！」も落ち着かれたそうです。

どんなに小さな子どもでも、しっかりとした意思を持った一人の人間です。信頼し、尊敬して、大切に関わっていくことが大事なのです。

おへそビームは大人同士の間でも、より良い関係を築く第一歩

もちろん、これは、大人と大人の関係も同じだと思います。

あなたが、パートナーに話しかけたとします。しかし、パートナーが、新聞を読みながら、声だけ「ふーん」という返事をしたとしたら……。スマホをさわりながら、視線は、スマホの画面とあなたの顔を交互に見ながら、話を聴いていたとしたら……。やはり、きちんと聴いてもらっていないと感じ、さみしさを感じ

るのではないでしょうか？　人によっては、そんな態度なら、もう話さないよ！と怒る人もいるかもしれません。

患者さんと看護師、医師と看護師のように大人同士の関係の場合、一概に、面と面で向き合っての「おへそビーム」がいいかどうかは、そのケース、その人間関係の度合いによって違うでしょう。

しかし、患者さんの話を聴くとき、作業の手を止めて、身体ごと向き合って、相手の目を見て話を聴くということ。相手が子どもであっても、大人でもあっても、どんな職業であっても、一人の人間として礼節と節度を持って対応する。

そうすると、相手は、聴いてもらえたと思い安心し、心を開いてくれるようになるでしょう。心が開くと、お互いに歩み寄りやすくなり、より良い人間関係を築く第一歩となるでしょう。

Q　5年目看護師のSです。受け持ちの患者Gさんが、だんなさまをがんで亡くされた直後に、ご自身の乳がんが発見されるという状況でした。その話を聞いたとき、なんて声をかけていいのか分からなくなってしまって……。こんな場合は、どのように声をかけたらいいのでしょうか？

激励や悲しみの共有は必ずしも勇気づけにはならない

「共感は、最大の勇気づけ」と言いましたが、激励、共に喜ぶ、共に悲しむということは、勇気づけになるのでしょうか？

入院患者さん。外来患者さん。いろいろな病状の方がいらっしゃいます。心も体も弱って病院に来られる方もいることでしょう。Gさんは、まさに、心も体も弱って入院されています。

気持ちが落ちている患者さんによかれと思って、「大丈夫ですよ」とか、「もっと元気出してくださいね」「頑張ってくださいね」と激励の言葉をかけてしまうと、「本当に私のこと理解して大丈夫って言ってるの？」とか「気軽に元気出してって言わないでよ」とか「この二重にも、三重にも苦しい気持ち、あなたに分かるの？」などと感じる患者さんもいるかもしれません。

負担に感じたり、不安・不快に思ったり、皮肉にとったり……。実は、激励は、勇気づけにはならない場合が多いのです。

このようなときにできることは、なんでしょう。

もしかしたら、ただ、寄り添うことだけかもしれません。

「そうだったのですね」とあいづちを打つ。沈黙の時間を共有する。患者さんの言葉を繰り返す。それだけでも、患者さんの心は癒されるかもしれません。

「それは、つらかったですね」と、悲しみを共有することはよいのですが、共有しすぎると、その気持ちは、同情となり、あわれみを感じます。そして、それは、支配や依存の関係になることもあります。時に、同情しすぎて、悲しみの感情にとらわれてしまうと、コントロール不能になりがちです。

では、共に喜ぶことは、どうでしょう。患者さんの立場に立って、共に喜ぶ。これは、勇気づけになります。

だんなさまを失い、ご自身もがんを告知されたGさん。手術で片方の乳房を全摘されましたが、手術は無事に成功しました。「手術、無事に終わりましたね」と、声をかけることもよいでしょう。

大きく両手を上げて喜ぶことだけが、共に喜ぶことではありません。起こっている事実を淡々と言葉にし、伝える。手術が成功した患者さんの喜びを感じ、共に喜ぶ。痛みが軽減し回復に向かっている患者さんの喜びを感じ、「少しずつ痛みが取れてきましたね」と言葉にする。

これは、勇気づけとなります。

常に、つらい状態にいる患者さんを目の前にしたとしても、「きっとこの患者さんには、乗り越える力がある、克服する力がある」と信頼して、看護していく姿勢が、患者さんに対して安心感を与え、勇気づけることになるのです。

Q

入院患者Kさんは、いつも医療従事者の悪口を言っています。「看護師のAさんは、愛想が悪い」「看護師のMさんは、口調が強いよね」「T先生は、話をほとんど聴いてくれないんだよな」など、口を開けば、誰かの悪口を言っている感じです。担当になると、それを聞くのが嫌です。入退院を繰り返し、病気自体も長いので、ストレスがたまるのは分かりますが……どうにかならないのかな？　といつも不快に思っています。

患者さんが不適切な行動をするのには、目的がある

私（長谷）は、眼科や、形成外科、心臓外科、呼吸器外科などさまざまな部署で働いてきましたが、Kさんのような方もいらっしゃいました。

そして、新人、2年目のときは、Kさんのような方をどちらかといえば苦手な患者さんとして見ていた気がします。

そんなとき、看護師歴15年くらいのベテラン看護師さんが、その患者さんとうまく人間関係を築かれているのを見て、どうしてあんなに上手に関係を築けるのだろう？　と不思議に思っていたことがありました。

しかし、アドラー心理学を学び、その理由が分かったのです。

アドラー心理学では、人が不適切な行動をするのには、目的があるとしています。

ある看護師の受講生さんから、3歳の男の子の行動のことでご相談を受けたことがあります。その男の子は、買い物に連れていくと、いつもお菓子売り場のところで「買って、買って！」と大騒ぎして泣いたりするので、受講生さんは、お子さんの対応に疲れ、「うちの子は、いつも買い物に行くと大騒ぎしてばかりで大変なんです。1歳の下の子もいるのに……。手のかかる子で困ります」とのこ

とでした。

たしかに、お店で大騒ぎをして泣くという行動は、一見不適切な行動です。しかし、それ以外のこのお子さんの毎日の行動を見てみましょう。

朝、起きる→歯を磨く→保育園に行く→挨拶をする→お風呂に入る→1歳の妹と遊んでくれる
実は、このお子さんは、このように適切な行動をたくさんしているのです。しかし、お店で大騒ぎして泣くという行動（不適切な行動）にばかり注目してしまうので、それがクローズアップされ、「いつも大騒ぎして泣く困った子ども」ということになってしまうのです。

不適切な行動に注目すると、その頻度は増えていきます。注目しないと、その頻度は減ります。

「不適切な行動が増える」＝相対的に「適切な行動が減る」

適切な行動に注目すると、その頻度は増えていきます。注目しないと、その頻

度は減ります。

「適切な行動が増える」＝相対的に「不適切な行動が減る」

では、この男の子に対しては、具体的にどのように対応すればいいのでしょうか？

まず、「買い物に行くけれど、お菓子は買わないわよ」と事前に約束をするといいでしょう。「買って、買って！」と大泣きしても、あえて注目をしないという関わりをお勧めします。「買わないと約束したよね」と、冷静に淡々と伝えます。そして、もしも、一瞬でも泣き止んだときがあったら、「泣き止んでくれたね、お母さん嬉しいよ」などと声をかけましょう。朝、起きる・歯を磨く・保育園に行く・挨拶をする・お風呂に入る・1歳の妹と遊んでくれるなど、当たり前のように思われる目立たない行動にどんどん声をかけていくのです（これが勇気づけになります）。

適切な行動に注目し、声をかけていくことで、その適切な行動は、「強化」されていき、増えます。適切な行動が増えるということは、必然的に不適切な行動は減るわけです（1日は24時間ですから）。

問題行動を起こす患者さんの不適切な行動には目を向けない

では、ここで、患者Kさんの話に戻しましょう。医療従事者のことをいろいろ言ってくるKさん。しかし、言わないときもあるはずなのです。ご飯を食べる、薬を飲む、回診のときにベッドに横になる。適切な行動は、患者Kさんの24時間のうちの95％はあるはず。そして、医療従事者のことをいろいろ言っているのはおそらく5％くらいでしょう。

だとしたら、95％の①当たり前と思われる、②目立たない行動に注目して声をかけていきます。

これこそ、看護師歴15年のベテラン看護師さんがされていたことでした。

では、Kさんに対してどのように関わっていけばよいのでしょうか。

医療従事者のことをいろいろ言っている時のKさんに対しては、特に何も触れないようにします。そして、「Kさん、おはようございます。あ、もう目薬終わっていますね」「ご飯、食べられましたね」「ぐっすり眠っていらっしゃいましたね」など、当たり前の行動、そして、目立たない行動に注目して、淡々と声をかけていけばよいのです。

Kさんは、不適切な言動の下に、さみしさ、不安などがあって、そのさみしさを紛らわせ、看護師さんに関わってもらいたいがために、あえて、不適切な行動をとっているのかもしれません。だとしたら、不適切な行動には注目しない。そこは、スルーするくらいの気持ちで、それ以外の適切な行動を積極的に探していく関わりをしていくことで、一見、問題と思われる患者さんとも円滑なコミュニケーションがとれるようになるのです。

Q 眼科2年目の看護師Mです。担当患者Jさんは急患扱いで入院。難治性角膜炎（角膜に潰瘍ができる病気）ですが、患者さんが医師の説明を十分に理解できておらず、うまくコミュニケーションが取れていません。理解が不十分のまま、治療方針（点滴、点眼）は、どんどん変わっていく。しかし、点滴の痛みは常にあり、見え方、目の痛みなどは変わらず、軽減しない自覚症状のため、治療計画に不安を持ち、医療者に対する不信感を抱くようになりました。双方のコミュニケーションがうまくいき、患者さんが納得して十分な治療を受けられるように関わりたいのですが、どのようにしていったらいいでしょうか？

患者さんと看護師と医師とで、ゴールデントライアングルを作る

すべての医師がそうとは限りませんが、時折、医療用語を使って治療計画などを説明すると、患者さんは、なんのことやら、ちんぷんかんぷん、そして看護師に、「どういう意味だったのか」と尋ねられることもよくあります。

Jさんのように、医師の治療説明をしっかり受けるのだけれど、十分に理解していないまま治療がなされ、効果がなければ、また新しい治療に変わっていく。

そして、徐々に医師と患者さんの認識にずれが生じ、不安がどんどん増大し、医療不信につながることも、たまにあります。

患者である自分は医師よりも下の立場のように感じ、思ったことを伝えてはいけない、分からないと告げることがいけないと感じ、遠慮し話せないまま進んでいっているのです。

では、このような場合、どうし

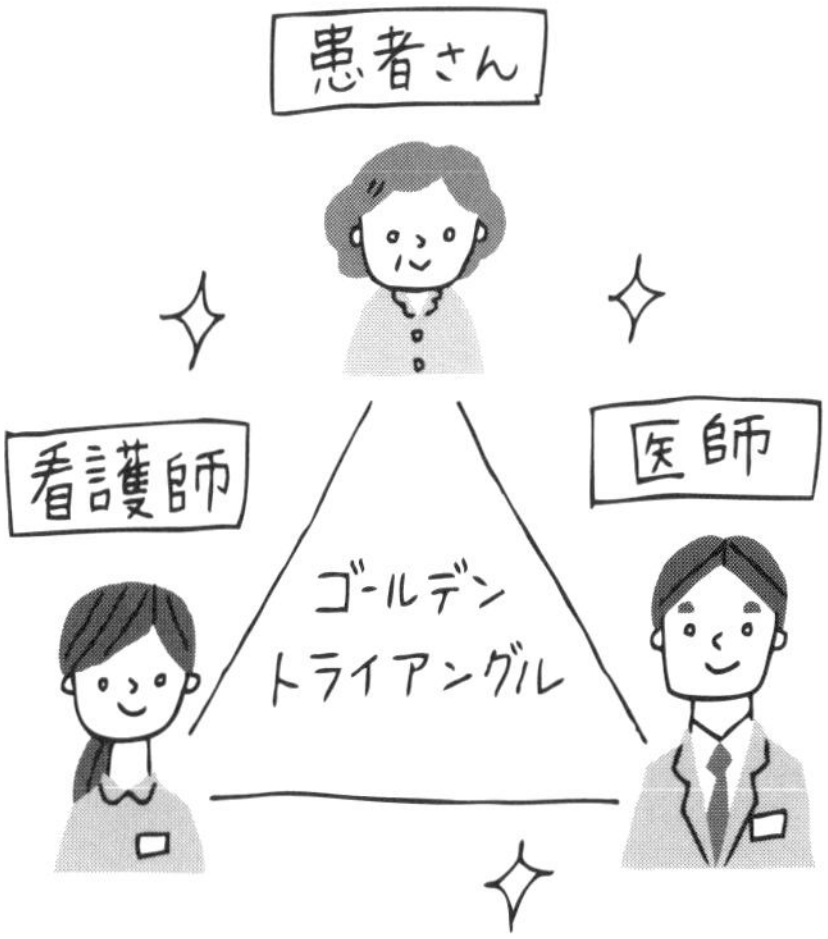

たらいいのでしょう？

そこでお勧めなのが、三者間でカウンセリング的人間関係を作り上げることです。

患者さんと看護師と医師とでゴールデントライアングを作るのです。

カウンセリング的人間関係の４つの条件

アドラーの弟子の一人であるルドルフ・ドライカースは、カウンセリング的人間関係について、次のように４つの条件を述べています。

①相互尊敬

看護師は、どのような患者さんであっても、無条件に相手を尊敬し、常に礼節を持って接しなくてはいけません。

一般に尊敬というと、患者が医師を尊敬するとか、看護師が医師を尊敬するとか、部下が上司を尊敬するとか、目上の人に対して抱く畏敬の念のようにとらわれがちですが、アドラー心理学では、そうはとらえません。

人間は、老若男女、職業、地位に関わりなく対等で、人間としての価値は同じです。それを認め、礼節を持って接することが尊敬なのです。

②相互信頼

前述していますが、アドラー心理学では、人間の究極的な目標は、善であり、一見不適切な行動をする人は、目標達成の手段が不適切なだけと考えます。つまり、不適切な行動をする人は、たまたま適切な行動を知らなかったり、たまたま不適切な行動でメリットを味わったために、その行動を続けたりするのです。

ですから、たとえ患者さんが、医療従事者のことを悪く言ったり、お願いした治療を続けなかったりしても、怒ったり責めたりせず、信頼し続けることが大切です。

そして、尊敬も、信頼も、その前に「相互」という言葉がつきます。

患者さんから尊敬、信頼されるのを待つのではなく、こちらから、看護師側から、先に尊敬、信頼するのです。より先に、そして、より多く。

「信頼」と似た言葉に「信用」という言葉があります。「信用」は、根拠があるときだけ条件付きで信じることです。しかし、「信頼」は、根拠もなく、無条件で信じることです。

③協力

治療を進めていくというのは、患者さん、看護師、医師の協同作業とも言えます。看護師や、医師が上の立場にあって、下の立場の患者さんを引き上げるとい

【カウンセリング的人間関係】

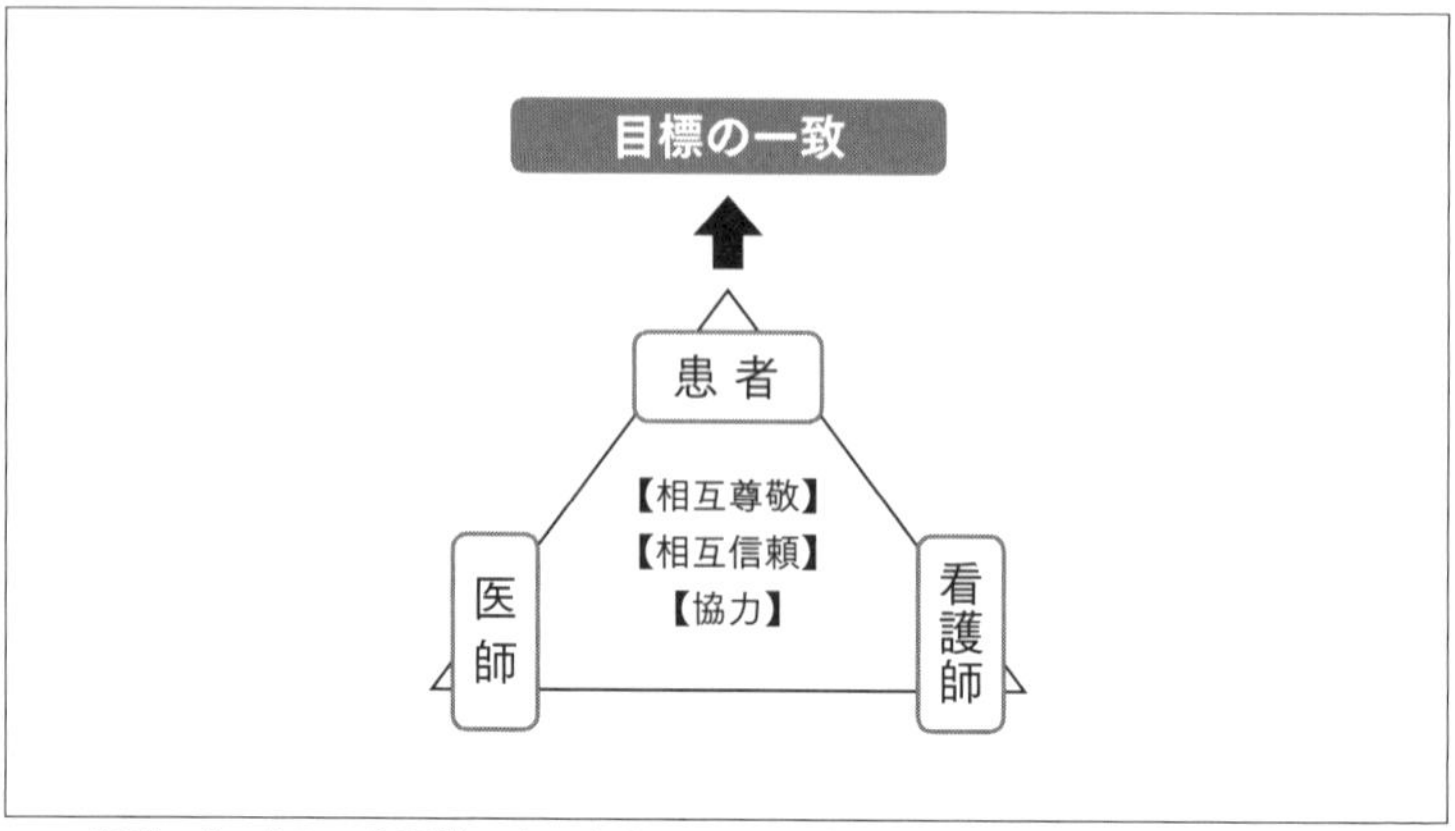

出所：『アドラー心理学によるカウンセリング・マインドの育て方』より引用・改変

うことではありません。立場、役割の違いがあったとしても、あくまで対等の人間関係で臨み、協力し合うことなのです。同じ道を横に並んで歩く、そのような感じでしょう。

④目標の一致

患者さんと看護師、医師は、治療方針、目標を明確にし、それについてお互い合意しておく必要があります。どうなるのか？　どうなりたいのか？　医師や看護師は、患者さんが分かる言葉で、そこを説明し理解・共有できるように努力する必要があります。

以上のカウンセリング的人間関係を表した図を上に示します。

治療効果と患者さんの自覚症状のズレの放置が生む不安と不信

では、Ｊさんのケースで考えていきましょう。

Ｊさんは、急患で入院されています。心の準備もできていない状況だったのではと想像できます。患者さんの表情、言動を観察し、共感しながら患者さんとの関係を築いていきたいですね。事前に外来を受診した後に入院が決まるケースと違い、急患の場合は、医師も看護師も、初めましての状態で関係を築いていく必要があるので、より丁寧に関わることが必要です。

医師からの説明も、できるだけ分かりやすい説明が望ましいのですが、時折、専門用語が入るのは致し方ありません。その場合は、看護師が間に入り、医師の説明を分かりやすく理解できるような言葉で説明しましょう。また、治療の効果と、患者さんの自覚症状の変化は、同じではありません。医師に、「角膜の状態は良くなっていますよ」と言われても、痛みや、見え方に変化がなければ、患者さんとしては、「良くなっている」と思えないのでしょう。そして、言いたいこと、思っていることを医師に伝えられず、不安が増強、医療者に対する不信感が出てくる。悪循環になってしまいます。

患者さんと看護師と医師の対等な人間関係が治療効果を飛躍的に上げる

アドラー心理学では、すべての人間関係は、役割の違いを認めた上で対等だと考えます。本来ならば、患者さんと看護師、医師は対等の関係であることが理想ですが、今回のように看護師には言えるけれど医師には気持ちを伝えられないというケースも多々あるでしょう。

このような場合、医師が患者さんに説明するとき、できるだけ同席させてもらうのもいいでしょう。そして、患者さんの表情をよく観察し、説明に対して疑問を抱くような表情をした場合は、その場、もしくは、後で患者さんに内容を理解したか、不安に思っていることはないか、未解決な気持ちはないかなどを確認した後、患者さんの思いを医師に伝えてもいいでしょう。また、必要に応じて患者さんが自分の疑問を看護師や、医師、その他の医療従事者に聞けるような場を設け、自分自身の状況を口にし、認識できるように関わることも大切です。

できるだけ、早い段階で、三者間で、「相互尊敬」「相互信頼」「協力」の関係を築き、治療への道、「目標の一致」ができることが望ましいでしょう。

最初、患者さんと看護師、医師は、未知の間柄ですが、患者さんの病気という困難を乗り越えるために、病院という共同体の中で、勇気づけの関わりをしながら協力的な態度で取り組んでいくことが大事になってきます。

そして、医師と患者さんとの橋渡し的な役割も看護師の大切な仕事です。患者さんと看護師と医師で、ゴールデントライアングルを形成できると、コミュニケーションもうまくいき、お互いに納得したうえで、十分な治療を進めていけるのではないでしょうか？

このように、「共感」「不適切な行動の目的」「患者さんと看護師と医師の理想の人間関係」などを知ることで、患者さんを中心とした人間関係の悩みも軽減され、患者さんの究極目標である「良くなること」に向かって、建設的に協力し合える人間関係が築けていけることでしょう。

第4章

夢を実現するために、看護師としてモチベーションを高める

新人看護師だったころのやる気と希望はいまどこへ？

あなたは今、看護師として何年目ですか？　あなたが、看護師になりたいと思ったきっかけやエピソードはどのようなものでしょう。

「母親が看護師だったから」
「自分が小さなころに入院して、やさしくしてくれた看護師さんがいたから」
「人の役に立つ仕事がしたいと思ったから」
「ナイチンゲールの伝記を読んで」

では、看護学生のとき、そして、新人看護師として初めて現場に立ったときのことを思い出してみてください。どんな看護師になりたいと思っていましたか？

「患者さんの笑顔のために、頑張りたい」
「やさしく、明るく、人への対応ができる看護師になりたい」
「世の中の役に立つ人になりたい」
「立派な看護師になりたい」

このように、看護師として白衣を初めて着た日のことを思い出すと、やる気にあふれ、希望に胸を膨らませていたあなたが目に浮かぶのではないでしょうか？

しかし、看護師になって数年も経ち、毎日毎日、看護業務を続けていく中で、人間関係の悩み、夜勤などの不規則な生活で心も体も疲弊してしまう。そして、先輩に怒られたり、ミスをしたりすることで、モチベーションが下がってしまうこともあるかもしれません。

でも、仕事を行ううえで、モチベーションが高いから仕事ができる、モチベーションが低いから仕事ができないというわけにはいきません。どんな状態であっても、自分の心身を整え、モチベーションを保ち、仕事をしていくのが、私たち看護のプロとしての役割だと思います。

では、このモチベーションは、どのようにして保ち、どのように高めていくことができるのでしょうか？

モチベーションというのはすべての人の行動に潜むパワーです。モチベーションの意味とメカニズ

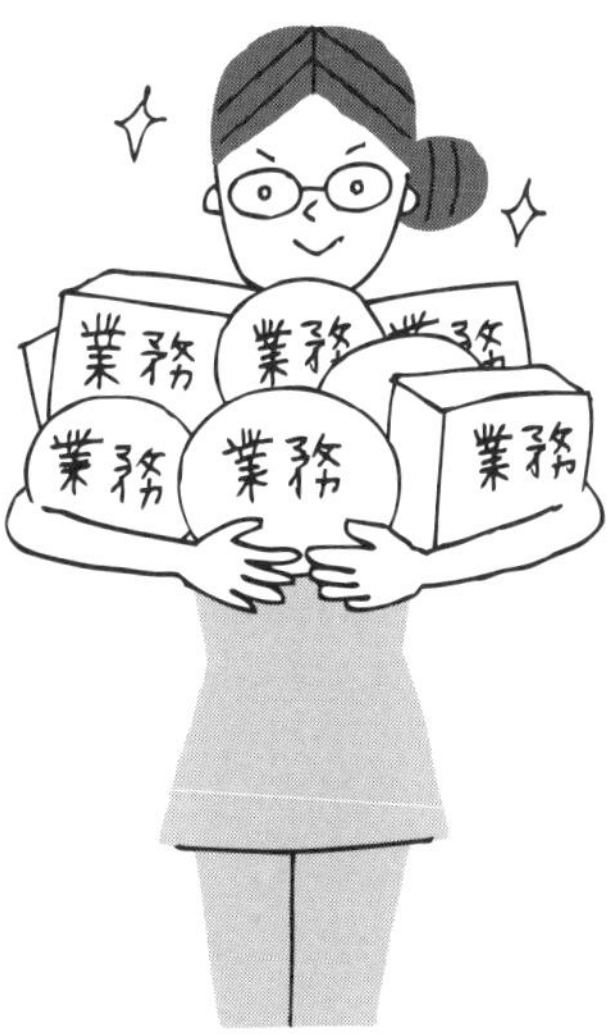

ムを知ることで、意思の力によってやる気をコントロールすることができるようになりましょう。

人を駆り立てるパワー＝モチベーションに2つの種類

モチベーションとは、日本語では、「動機づけ」と訳されます。

モチベーションとは、目標達成に向けて、継続的に人（自分自身や他者）を駆り立てるパワーのことです。

動機づけには、「外発的動機づけ」と「内発的動機づけ」の2種類があります。

「外発的動機づけ」とは、アメとムチのように、他者からの制限や刺激を与えられる動機づけです。

それに対し、「内発的動機づけ」は、自律的で内側から湧き出てくるような動機づけのことを言います。

「自律」とは、どういう意味でしょうか。

アメリカの心理学者エドワード・L・デシは、「自律ということばは、もともと自治を意味している。自律的であることは、自己と一致した行動をすることを意味する」（『人を伸ばす力―内発と自律のすすめ』エドワード・L・デシ／リチャード・フラスト著、桜井茂男監訳、新曜社）と言っています。

自律的であるとき、人は本当にしたいことをしており、興味を持って没頭していると感じているのです。自分がこうしたい！　こうありたい！　と思って起こした行動は、本来の偽りのない自分です。

しかし、それとは反対に、他者による制限を受けている時は、誰かに、こうしなさいと言われたり、圧力をかけられて行動したりしているので、本当の自分ではない、疎外感を味わうことになるでしょう。

他者からの制限や外側からの刺激に基づく「外発的動機づけ」

「外発的動機づけ」の理論は、動物実験や旧来の経験からでき上がった理論で、簡単に言えば、人間の行動を快・不快を増やしたり減らしたりする賞（アメ）と罰（ムチ）によって統制するものです。

- 褒美、報酬を用いた動機づけ
- 脅しによる動機づけ
- 競争による動機づけ

と言えます。

褒美も、報酬も、脅しも、競争も外から提供されます。おそらく現代社会の看護の現場でも、外発的動機づけによる働きかけは多いのではないでしょうか？

子育てにおいても、職場での人材育成においても、アメとムチによる「外発的動機づけ」がないと、人は育てられない、うまくいかないという根強い考え方は残っているように感じます。しかし、さまざまな思いや感情のある人間を、ましてや、選択できる情報がたくさんある今を生きる人びとを賞（アメ）と罰（ムチ）によって動かし切れるでしょうか？

このようなところから動機づけの主流は、理論的には、外発的動機づけから内発的動機づけに移行していると言えるでしょう。

内側から湧き出てくる欲求に基づく「内発的動機づけ」

内発的動機づけは、

・自律性への欲求（自律的でありたい・自己決定したい）
・有能さへの欲求（有能でありたい）
・関係性の欲求（周囲の人と温かい人間関係を持っていたい）

という気持ちに支えられていると、デシは言っています。

それに加えて、

・フロー状態を経験することがあること（時間の感覚が消え去り、集中力が持続し、

【2つの動機づけスタイル】

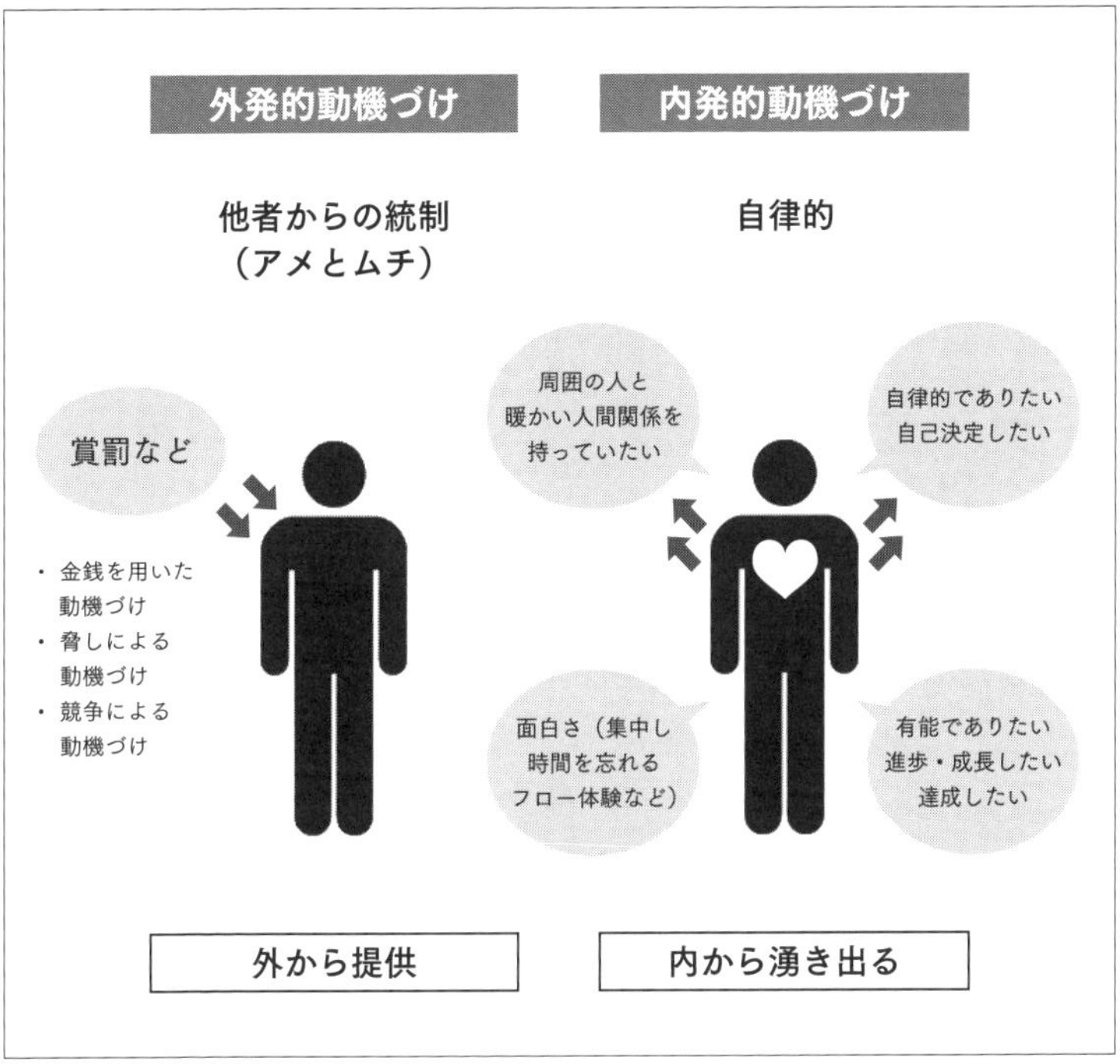

出所：ヒューマン・ギルド　アドラー心理学ベーシック・コーステキストより引用・改変

ワクワクするような気持ちで満たされ、その時間がいつまでも終わらないでほしいと願うような心理状態）にも価値を置いています。

そして、デシは、大学生を対象としたソマ・パズルを使った実験を行いました。ソマ・パズルとは、いろいろな形をした7種類のブロックをつなぎ合わせて、特定の形をつくるパズルです。幼稚園生から社会人までに及ぶ広い範囲の研究結果のすべてで、金銭を用いた動機づけ、脅しによる動機づけ、競争による動機づけという、他からの統制に基づいて「外から動機づけられるよりも自分で自分を動機づけるほうが、創造性、責任感、健康な行動、変化の持続性といった点で優れていた」と結論づけています。

賞罰などのアメとムチを用いた動機づけには、次の3つの問題点があります。
①賞罰をくれる人がいないと、適切な行動をしない
②褒美の場合、次第にそれがエスカレートしていく
③絶えず、外からの刺激（監視や統制）を続けなければならない＝内発的動機づけ（自分でやりたい！　という心の装置）が備わらない

このような問題点もありますので、できれば、外発的動機づけではなく、内発的動機づけで、自分を動機づけることができると、外からの環境や因子に関係なくモチベーションを保つことができるのです。

モチベーションの要素――4つの「sion」

アメリカでは、「モチベーション」のファクター（要素）として、

①mission（ミッション、使命）
②vision（ビジョン）
③passion（パッション）
④decision（ディシジョン、決断）

の4つがあると考えられています。

この4つの単語のそれぞれが「sion」で終わるところから「4sions（フォーションズ）」とも言われます。図解すると、次のようになります。

第1のmission（ミッション、使命）は、「何のために自分は存在するのか？」「どんな使命を受けて自分はこの世に存在するのか？」ということを探るもので、あなた自身の夢の実現だけでなく、あなたが関係する人たちの期待を受けて自分は何をするべきなのか、をもとに社会に対しての目的・責任・役割を

【モチベーションの４つの要素（4sions）】

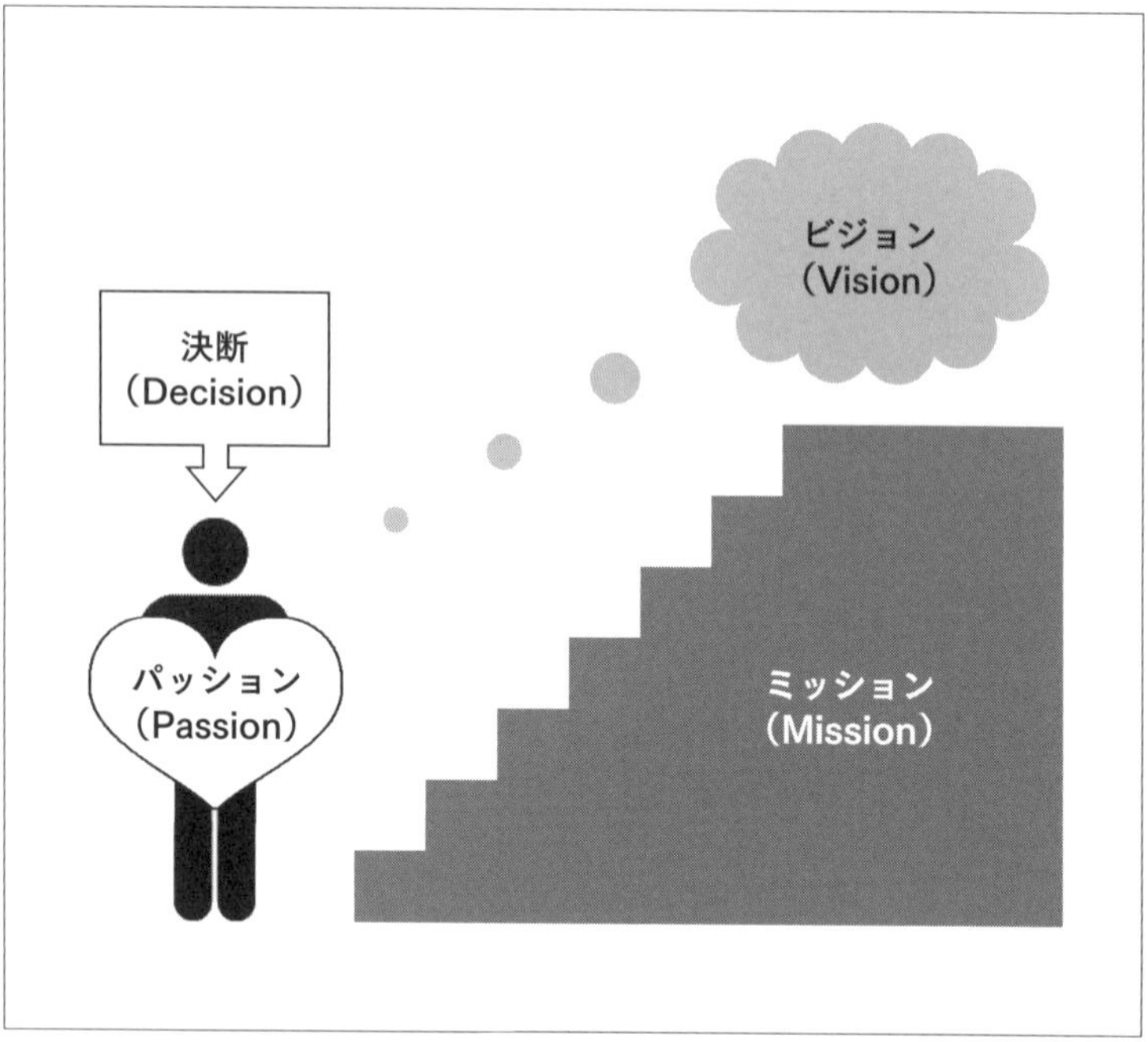

出所：ヒューマン・ギルド　アドラー心理学に基づく、人おこし・組織おこしリーダー養成講座テキストより引用・改変

はっきりと示すことで自分を動機づけることです。

このｍｉｓｓｉｏｎ（ミッション、使命）は、企業の場合、経営理念のかたちで表明されることが多くあります。パナソニックの創始者である松下幸之助氏は、『実践経営哲学』（松下幸之助著　ＰＨＰ文庫）で次のように書いています。

私は60年にわたって事業経営に携わってきた。そして、その体験を通じて感じるのは、経営理念というものの大切さである。言い換えれば、この会社は何のために存在しているのか、この経営をどのような目的で、またどのようなやり方で行っていくのか、という点についてしっかりとした基本の考えを持つということである。

第2のｖｉｓｉｏｎ（ビジョン）には、３つの特徴があります。

（1）ありありと目に浮かぶような映像的表現に満ちたメッセージ
（2）視覚・聴覚など五感をフルに活用
（3）過去―現在―未来の懸け橋

この3つの特徴は、ある例をもとにするとわかりやすいでしょう。

アフリカ系アメリカ人公民権運動の指導者として活動した、ノーベル平和賞受賞者のキング牧師の『私には夢がある（I have a dream.）』の演説がまさにｖｉｓｉｏｎ（ビジョン）の３つの特徴を備えています。できれば声に出して、情景を思い浮かべながら読んでみてください。

私には夢があります。いつの日にか、ジョージア州の赤土の丘の上で、かつての奴隷の息子たちとかつての奴隷主の息子たちとが共に、兄弟愛のテーブルに着く　という夢です。

私には夢があります。いつの日にか、不正の炎熱でうだる州、圧制の炎熱で焼けつかんばかりのミシシッピー州さえも自由と正義のオアシスに変貌を遂げるという夢なのです。

私には夢があります。いつの日にか、私の幼い４人の子どもたちが、肌の色ではなく、人格の中身によって評価されるような国に生きるという夢なのです。今日、私はまざまざとその夢を見るのです。

ビジョンを動機づけに用いて周囲の人たちを巻き込むためには、次の３つが必要です。

（１）焦点を定めること

（2）ポジティブであること
（3）反復すること

キング牧師の演説は、差別撤廃に徹底的に焦点を当て、それでいて差別をしてきた人たちを否定することなく、「私には夢があります」と何度も反復をしています。

第3のpassion（パッション）は情熱、熱情。周囲の人たちに熱を与える思いです。

夢を叶えるためのアイテム「宝地図」提唱者の望月俊孝氏は、ある講演会で「叶う夢だから心に宿る」と言っていました。そして、百人の人に夢を語っていたら、叶うのだとも。

「叶う」という字を見てください。「口と十」という字の組み合わせになっています。十回、十人の人に話していたらきっと叶うのです。

そして、あるとき私（長谷）は、「言う」「話す」「語る」「叶う」の関係に気づきました。

まずは、とりあえず、独り言のように「言ってみる」。そして、誰かに「舌を使って話してみる」。その後、「五人の人に、口を使って言って語ってみる」。そうしていたら、十人に言っているうちに、叶うのだと。

あなたが、こんな看護師になりたい、こんなことをやってみたい、こんな職場で働きたいと思っていたら、まずは、それを言葉に出してみてください。そして、それを誰かに伝えてみてください。

あなたの思いは、誰かがキャッチしてくれて、点と点がつながって線になり、夢は実現していくでしょう。


第4のｄｅｃｉｓｉｏｎ（ディシジョン、決断）は、目の前にある課題の事実関係を明らかにし、いくつかの選択肢（代替案）を考えた上で、価値判断基準をもとに、より望ましい結果が出るように決断することです。

決断のよりどころになるものは、それぞれ個人の事実や経験によることが多いかと思いますが、集団で検討した意見がもとになることもあれば、直感で判断することもあるでしょう。

私たちは、朝起きるときから夜眠るときまで、小さなことから大きなことまで決断の連続です。目覚まし時計が鳴って、ここで起きるか二度寝するかを決断していますし、朝の時間にゆとりのないときに朝食抜きで出かけるか、シリアルとミルクだけで出かけるかを決断しています。こう考えてみると、決断の多くはＹ

ESかNOかです。ベストとは言えない決断をもとに進めていることがあれば、そのことのYESかNOかを再度問い直す決断をすればいいのです。

モチベーションには、バージョンがある!?

ここでもう1冊ご紹介したい本があります。『モチベーション3・0　持続する「やる気!」をいかに引き出すか』（ダニエル・ピンク著、大前研一訳　講談社＋α文庫）です。

この章の最初に心理学者デシの言葉から、モチベーションについて説明しましたが、ここでは、アメリカのモチベーション研究家ピンクの説をご紹介します。ピンクは、デシと何度も対談し、この本を書き上げたと言っています。

ピンクは、自分の内面から湧き出る「やる気（ドライブ）」に基づく「内発的動機づけ」である「モチベーション3・0」を21世紀型のモチベーションと位置づけました。

「モチベーション3・0」の由来は、社会にも人を動かす原理があるとし、それをコンピュータの基本ソフト（OS）にたとえて〈モチベーション1・0〉〈モチベーション2・0〉〈モチベーション3・0〉に分類したものです。

〈モチベーション1・0〉……生存を目的とする人類最初のOS

〈モチベーション2・0〉……信賞必罰（アメとムチ）に基づいて与えられる外発的なモチベーション

〈モチベーション3・0〉……自分の内面から湧き出る「やる気（ドライブ）」に基づく内発的なモチベーション

そして、その重要な要素を次の3つだとしています。

（1）自律性……自分の人生を自ら導きたいという欲求

（2）マスタリー（熟達）……自分にとって意味のあることを上達させたいという衝動

（3）目的……自分よりも大きいこと、自分の利益を超えたことのために活動したい、という切なる思い

アドラー心理学の立場から、勇気づけはまさに、「内発的動機づけ」である「モチベーション3・0」に基づく支援法で、「外発的動機づけ」に類する「モチベーション2・0」の操作法である「褒める」こととは、根本的に違うのだと言えるでしょう。

ピンクは著書の中で、看護師の病院のプログラムや方針についてもこのように

述べています。

課題に対する自律性は「モチベーション3・0」の仕事に対するアプローチとして、重要な側面の一つである。これはテクノロジー企業だけにとどまらない。たとえば、ワシントンDCのジョージタウン大学病院では、大勢の看護師が自分の研究計画を自由に実施できる。そのおかげで、病院のプログラムや方針が数多く変更されてきた。自律性を重んじる方策は幅広い分野で機能する。ここからイノベーションが生まれ、ときには制度改革にさえつながる可能性がある。

上からの命令や指示で仕方なく看護研究をするのではなく、スタッフが自由に研究計画を選ぶことができ、実施できる。この「自律」が病院のプログラムや方針をより良い方に向かわせたという事例です。

看護師は、通常の看護業務のほかに、学会論文、研究、業務改善など、やることがたくさんあります。そのことで、疲弊している看護師も少なくないでしょう。

しかし、このようにやらなくてはいけないこと……と思っていることも、「モチベーション3・0」の要素である「自律」に重きを置き、「マスタリー（熟達）」

と、「目的」をもって向かえば、看護師のモチベーションは上がり、病院や組織全体にも好影響を与えるのでないでしょうか。

『トム・ソーヤの冒険』から「ソーヤ効果」が教えること

あなたは、『トム・ソーヤの冒険』を知っていますか？　アメリカの作家マーク・トウェインによる小説で、アメリカ文学の中でももっとも読み継がれている作品の1つです。日本では、テレビアニメにもなったこともありますので、どこかで触れたことはあるのではないでしょうか？

『トム・ソーヤの冒険』の中で、トムは、ポリーおばさんの家の約80平方メートルの敷地を囲むフェンスに白ペンキを塗るという、退屈な仕事を命じられます。トムはこの仕事を心から楽しんではおらず、人生がむなしく感じられ、意気消沈していました。

そんなとき、トムはあるアイデアを思いつくのです。それは、この仕事を他人にやらせる策略です。

トムがペンキ塗りをしている場を友達が通りかかったとき、気の毒がる友達に対して、わざと戸惑うふりをして、この仕事はちっとも嫌な仕事なんかじゃないよ、殴りつけるように白ペンキを塗りたくらせてもらうのは、実は素晴らしい特権なんだ！　自分にとっては、とてつもないやりがいだ！　と答えました。

するとともだちは、代わりにその仕事をさせてほしいと頼み込んできたのです。断るトムに対して、友達は、代わりにリンゴをあげるからとおまけまでつけて頼み込む有様で、結局、トムの思惑どおり、友達がペンキ塗りを行ったのです。

そしてこの友達以外にも、何人もの友達がトムの策略にひっかかったのです。

これを「ソーヤ効果」といい、前述のダニエル・ピンクも著書の中で「ソーヤ効果」について触れています。


　このエピソードで、トウェインはモチベーションに関する主要原則を描き出している。つまり〝仕事〟とは、〝しなくてはいけない〟からすることで、〝遊び〟とは、〝しなくてもいいのに〟することである。

内面から湧き出るワクワク感を大事にする

そして、このソーヤ効果には、二面性があります。

遊びを仕事に変える場合もあれば、仕事を遊びに変える場合もあるのです。

遊びはワクワクしますね。前述のソーヤ効果にもあるように、楽しい！　は、モチベーションを上げることにつながります。日々の生活の中に、そして看護の中にワクワクや、小さな幸せを見つけ出すのです。

ワクワクの語源は、水などが地中から出てくる様子や、物事が急にあらわれる様子を意味する「湧く（わく）」から生まれた言葉だという説もあります。

仕事が遊びのように、ワクワクした気持ちを目標に設定し行うことができたらいいですね。

ちなみに、この「湧く」は、「興味が湧く」など感情が生まれる際にも使われ、心の中から外へ激しく表れる感情や様子を「ワクワク」と表現したものでもあるそうです。だとしたら、湧いてくる感情は、ポジティブなワクワクだけではなく、ネガティブな「湧く」があっても当然。

どんな感情も大切にするということは、自分自身を大切にすることにつながります。このことは第5章でも詳しく述べることにします。

すぐできる小さなことからやってみる！

人は、行動を起こすとき、そして、こんな自分になりたいなと思ったとき「さあ、やるぞ」と目標を立てます。しかし、その目標が高すぎると、モチベーションも上がりませんし、そこに到達できない自分にダメ出しをして、挫折感を味わい、余計に動けなくなることも、あるでしょう。

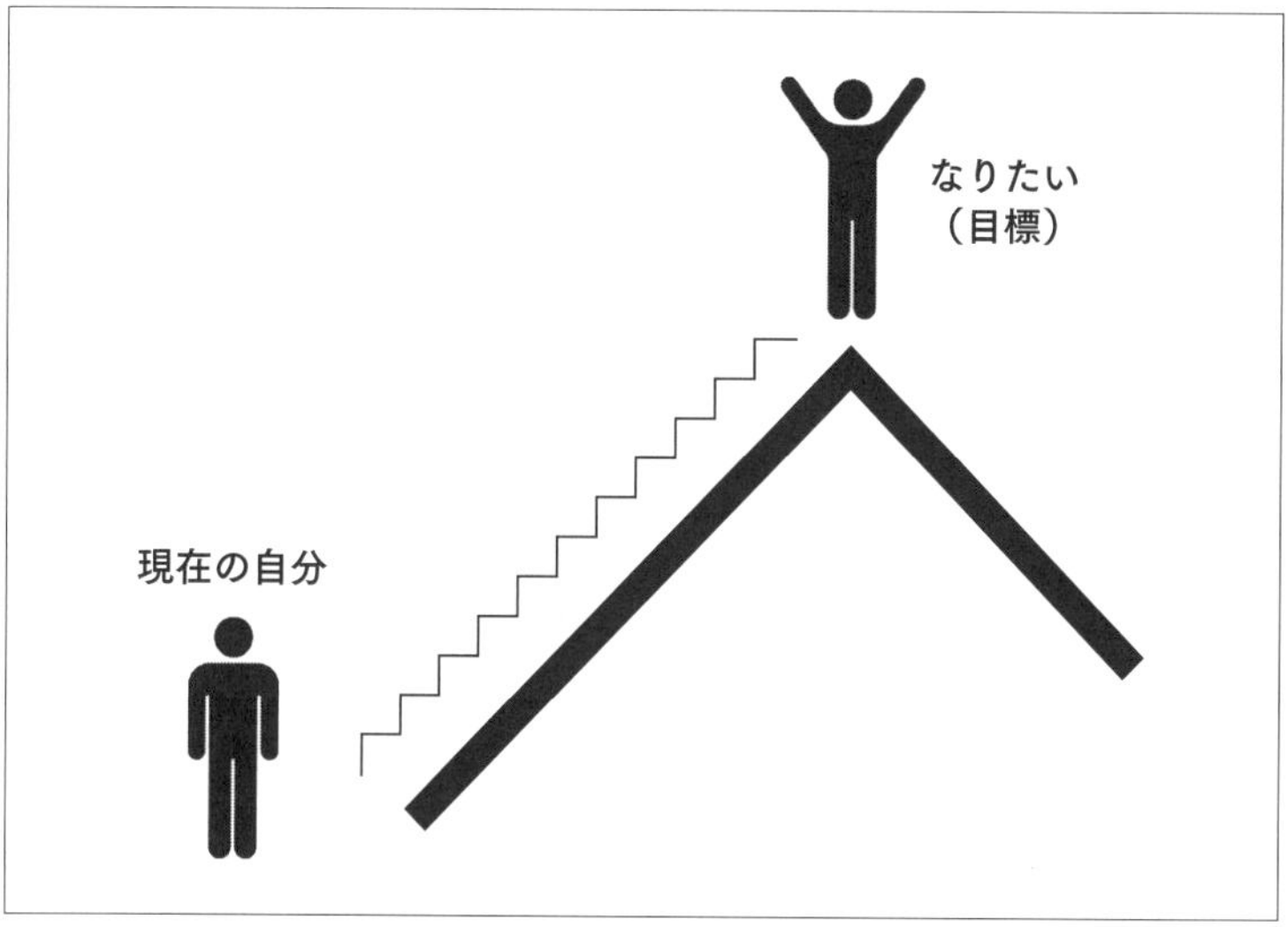

そんなときにお勧めなのが、①今ここからすぐできる　②小さなことから始める　ということです。

大きな山に登ろうとしたとき、急に登ろうとしても大変です。しかし、一歩ずつ一歩ずつ階段を登るように小さく刻んで歩いていったらどうでしょう。気づいたら、山の頂上についています。やりたいと思ったことも、これと同じです。急に大きく登らなくても大丈夫。ゆっくりゆっくり、まずは小さな一歩を始めましょう。一歩前に進むことは、あなたにもできるはず。前に進めなくても、準備のための足踏みから始めてもいいですよね。

そして、一歩進めた自分に「前に進めたね」「一歩上がったね」「できたね」と声をかけていきます。できた！　という成功体験を繰り返し積んでいくこと。それがモチベーションアップにつながります。

うまくいかなければ、いつもの行動パターンを崩してみる

家での普段の生活でもそうですし、看護師の仕事の上でもそうですが、なんだかうまくいかないなということは、ありませんか？

一生懸命やっているのに、うまくいかない。モチベーションも上がらない。あなたは、うまくいかない、できないと言いながら、いつもそのパターンでやっているからと、なんとなく続けているのではないでしょうか？

そんなときにお勧めなのが、行動のパターンを崩すという方法です。

パターンを崩すというと、少し大げさかもしれませんが、言い換えるといつもの行動の習慣を変えてみるということです。

習慣は、「パターン化した思考、感情に基づく行動」だと一般的に定義されます。

習慣は、今ここから変えることができます。

食事をするときに、好きなものを後に食べてしまう習慣のある人は、好きなも

のを一番に食べるようにしてもいいかもしれません。

患者さんの採血に回るのに、いつもある決まった部屋から回るようにしていたとしたら、別の部屋から回ってみるのはどうでしょう。夜勤のときのナースステーションの掃除。いつもと違う場所からやってみるのもいいですね。

行動・習慣を変えるときは、少しぎこちなさ、違和感を覚えるかもしれません。しかし、それは、おそらく最初だけで、少しずつ感じなくなり、やがて新しい習慣へと変わり、行動を変えたことで、何か別のことも変わるかもしれません。

また、私たちが、新しい習慣に変えようとするときには、「イエス・バット」という仕組みが働きます。やりたい、でも……という葛藤です。

しかし、今のままでうまくいかないのならば、現状を変えていきましょう。

「イエス・バット」ではなく、「イエス・アンド」です。

「でも」を、「では」に変えてみましょう。

アドラー心理学では、すべての行動を環境のせいにせず、自分の意思次第で行動を変えることができるとしています。

自分で自分の行動のパターンを崩すことを決める。こうすることで、モチベーションも上がってくるでしょう。

なりたい自分に近づく「As ifテクニック」

モチベーションを上げるには、言葉、行動、イメージで満たしきることが大切です。しかし、それは分かっていても、どのような方法で、満たしきればいいのか分からない。

その方法の1つとして、そしてなりたい自分になるための小さな1歩として、アドラー派のカウンセリング技法「As if（まるで……かのように）テクニック」はとても有効です。

たとえば、新人看護師Hさんのケースを見てみましょう。外科に就職して半年。なかなか業務の流れについていけず、自分自身のふがいなさを感じ、自分のことが嫌い。仕事にも行きたくない……と感じてしまう日々。テキパキと業務をこなし、笑顔で医師や患者さんと接する5年目看護師Sさんのことを素敵だなあと思っています。しかし、Sさんには、ほど遠い……と自分にダメ出しをし、モチベーションが上がらないまま、つらい毎日を送っています。

就職して半年だと、まだまだ業務に慣れていないですよね。そんな中、まずは、辞めずに仕事を続けていることだけでも素晴らしいことだと思います。

Hさんの場合、さまざまな勇気づけの技法を使うことができますが、5年目看護師Sさんにあこがれの気持ちを抱いているということから、アドラー派のカウンセリング技法「As if（まるで……かのように）テクニック」をおすすめします。

今回ご紹介する「As if（まるで……かのように）テクニック」は、カウンセリング技法ですが、自分自身でやることもできます。

Hさんが素敵だなと思っている5年目看護師Sさんの行動を観察してみましょう。そして、これから、あなたがなりたいと望む変化を引き起こすための達成すべき目標を設定してみましょう。（1）なりたい目標（to be Goals）と（2）したい目標（to do Goals）の2つを決めます。

（1）なりたい目標（to be Goals）は長期の目標になるので、達成するにはしばらく時間もかかるでしょう。Sさんのように、テキパキと業務をこなし、常に笑顔でいる看護師が、なりたい目標だとします。

（2）したい目標（to do Goals）

たとえば、3日後の教授回診のときに、笑顔でテキパキとガーゼ交換の処置についているという目標です。

Sさんが、日々どのように看護師として振る舞っているのか、患者さんに対して、医師に対して、スタッフに対して、どのような態度、言葉を使っているのか観察してみましょう。そして、Sさんのようになれとは言いませんが、できる範囲で、Sさんのように振る舞ってみるのです。

医師に対して、患者さんに対して、それ以外のスタッフに対しても。今は、業務も処置も、ゆっくりかもしれません。しかし、イメージをすることから始めましょう。

こんなとき、Sさんだったら、どんなふうに、医師の処置介助につくのかな？　患者さんと話すとき、どんなふうに話すのだろう？　どんな表情だろうか？　上司である師長や主任と話すときは、どんな言葉を使っているのだろう？

そして、まずは、小さな行動から変えていきましょう。

笑顔でテキパキ業務をこなしているSさんがあこがれならば、まずは、常に笑顔でいること。そこから、はじめてみてはいかがでしょう。第2章でも書きましたが、笑顔、笑いは、患者さんを癒します。よい循環を作り出します。そこから初めてみることで、何かが変わるかもしれません。

この方法をやってみて、3日後の教授回診のとき、笑顔で落ち着いてテキパキとガーゼ交換の処置につけたとします。

そこで、あなたは、自分自身に、「よくやったね。できたね」と声をかけてみてください。小さな成功を1つ体験したあなたは、自信がつくでしょう。山登りにたとえれば、あなたは1つ上の高みに登ったのです。

なりたい自分の頂上へ一歩近づきました。

あなたが悩んだりしたとき、モチベーションが下がっているとき、このテクニックを使ってみてください。

あなたには、あこがれている人、尊敬している人はいますか？

身近な人、両親、看護師長や、小さい頃の先生、映画やマンガの主人公でもいいのです。

そのあこがれの人は、悩んだりした時、モチベーションが下がっている時、どんなふうに対処するでしょう。

あこがれの○○さんのように振

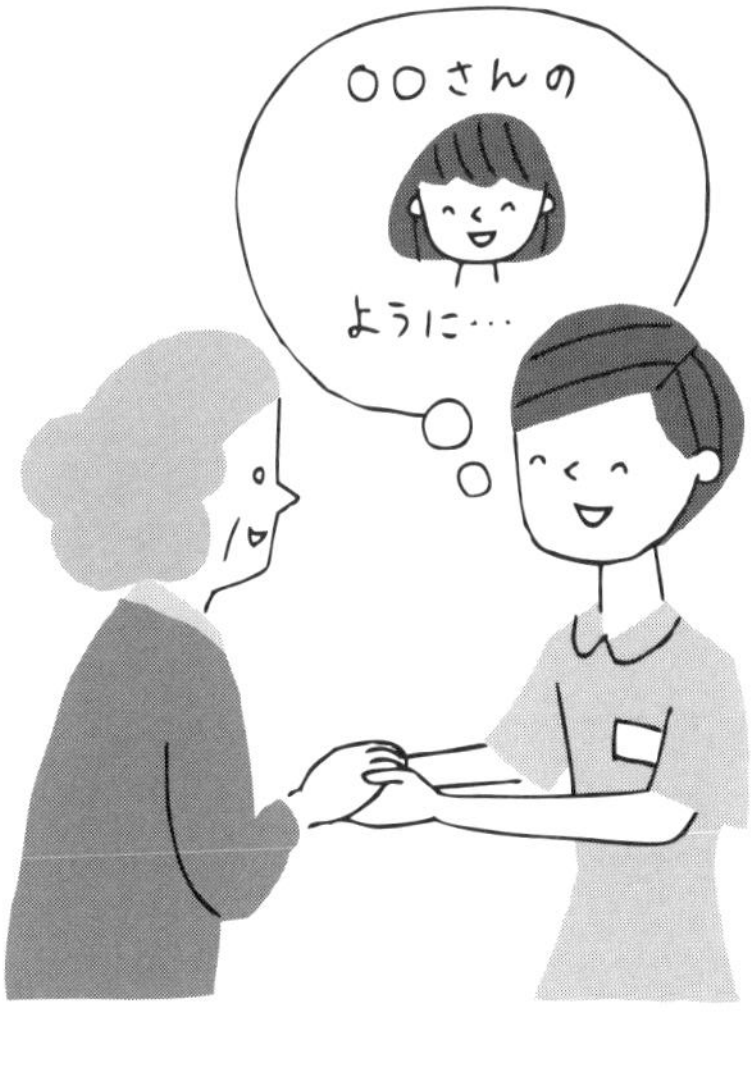

る舞ってみる。

すでに実現したかのように、「Ａｓ ｉｆ（まるで……かのように）」を肯定的に使うことで、モチベーションも上がり、あなた自身の自信もついてくるでしょう。

燃え上がるようなモチベーションがなくてもいい

この章の最初に、看護師になりたいと思ったきっかけや、エピソードをお尋ねしましたが、このような答えの方もいらっしゃるのではないでしょうか

「今の世の中、手に職を付けたほうがいいので」

「ＯＬよりは、お給料がいいのではないかな？　と思って」

「デスクワークは苦手だから、人と接する仕事なら、看護師あたりかな」

という理由で、看護師を目指された方もいるかもしれません。

でも、どんな理由で看護師になったとしても、今、あなたが看護師であることは事実。毎日患者さんに向き合い、看護をしているのは事実です。

必ずしも毎日毎日、モチベーションを高く持ち、仕事ができなくてもいいのです。

淡々と、淡々と、確実に仕事をする。それも、大切なことだと思います。

消去法で看護師を選ばれた方。そのような方は、10年目研修やリーダー研修などが、つらいと感じることもあるかもしれません。

リーダーや、管理職には向いていないし、看護師としての生き方に燃えるような情熱や、野望はない。そのように思っている方もいるでしょう。それは、それでいいと思います。すべての人が、リーダーになる必要はないのです。スーパーサブとしての生き方、周りを支えるサポーターとしての立ち位置も組織の中では重要な役目です。

今の置かれている環境、職場さまざまだと思いますが、あなたが、あなたらしく、あなた色の看護師として咲けるように、静かな情熱を持ちながら、看護師として生きていくのも、１つの方法だとお伝えします。

看護師としての人生の意味——他者への関心と貢献、協力

モチベーションを高く持つためには、人生においての目標が必要です。それは、人生の究極目標とも言えるでしょう。そして、それは、あなた自身の人生の意味にもつながります。

アドラーは、「人生の意味は、他者への関心と貢献、協力」と言っています。

看護師という仕事は、まさに、他者への関心、貢献、協力に尽きるのではない

でしょうか。アドラーが言っている人生の意味を、職業を通して感じられる看護師という仕事。このような仕事ができることを改めて誇りに感じませんか。

最後にアドラーの言葉を紹介します。

「人生の意味は貢献である、と理解する人だけが、勇気と成功の好機を持って、困難に対処することができる」

過去や原因にとらわれず、自分が所属する集団のなかで、自分自身の価値を認め、自己肯定し、人生の目標を持ち、世の中に貢献していくことこそ、モチベーションを上げることにつながるのではないでしょうか。

第5章

あなた自身とあなたの家族のためのの勇気づけ

アドラー心理学は、別名「勇気づけの心理学」と呼ばれています。第1章でもご紹介しましたが、再度確認しておきましょう。勇気づけの達人になるためには、3つのステップがあります。

その1　自分自身を勇気づける
その2　勇気くじきをやめる
その3　他者への勇気づけを始める

この第5章では、その1とその2についてお伝えします。

勇気のしずくで、自分の心を満たす

勇気＝困難を克服する活力
勇気づけ＝困難を克服する活力を与えること

勇気づけというと、誰かを勇気づけることと思いがちですが、そうではありません。まず大切なのは、自分自身を勇気づけることです。自分自身を勇気づけ、自分の心が満たされて、初めて他者を勇気づけることができます。

では、自分自身を勇気づけることがどうして大切なのか？　水筒を例にしてお話ししていきましょう。

私（長谷）は、夫、幼稚園生1人と、小学生2人の5人家族です。外に出かけるときは、いつもそれぞれ全員が水筒を持っていきます。しかし、夏の暑い日、子どもたちは、あっという間に水筒の水を飲んでしまいます。

「ママ！　お水がなくなったよ……のど、からから！」

子どもたちは、飲む水がなくなり「お水！　お水！」と大騒ぎ。そんなとき、親である私が水筒に水をたっぷり持っていたら、どうでしょう。子どもたちに水を分けてあげることができます。

この水筒を、あなたの心の水筒と考えてみましょう。

心の水筒に、勇気のしずくがいっぱいたまっていたら、誰かに分けてあげることができます。しかし、心の水筒が空っぽだったら……誰かに分けてあげることはできません。

勇気づけも同じです。

まずは、あなたの心を、勇気のしずくでいっぱい満たすことが、一番大切なのです。あなたの心が満たされてはじめて、他の人を勇気づけることができます。

では、自分の心を勇気づけるというのは、どのようにしていけばよいのでしょうか？　これから、自分自身を勇気づける方法を順にお伝えしていきます。

短所を長所に変える「リフレーミング」

突然ですが、あなたの短所はどんなところですか？

・頑固
・融通が利かない
・理屈っぽい
・心配性
・感情的
・自己主張が乏しい

この短所も見方を変えると、次のような長所として言い換えることができます。

・頑固　⬇　信念が強い
・融通が利かない　⬇　計画的
・理屈っぽい　⬇　論理的
・心配性　⬇　用心深い
・感情的　⬇　自分に素直

・自己主張が乏しい　⬇　協調性がある

ある人にとって、短所、悩み、トラブルと考えたり感じたりしていることは、視点（見方）を変えると、そのこと自体やそのような体験が、逆に長所、魅力、チャンスとなります。

このように視点（見方）を変えることを「リフレーミング」と言います。

あなたが短所だな、欠点だなと思っているところも、実は見方を変えれば長所にもなるのです。

「欠点」は、普通「欠けている点」と読むけれど、「欠点とはあなたに欠かせない点」とも言うという話を聞いたことがあります。確かにそうですよね。欠点がない人などいません。欠点があるからこそ、人間なのかもしれません。

自分自身の短所も長所も知り、どんな自分でもＯＫと思えることが自分自身を勇気づける第一歩となります。

あなたの1日、1年を変える「オセロの法則」のススメ

自分を勇気づける方法として次にお勧めするのが、オセロの法則です。

オセロというゲームはご存じだと思いますが、２人用のボードゲームで両面が

白と黒になっている石を使います。交互に盤上へ石を打ち、相手の石を挟むと裏返して自分の石の色に変えることができ、最終的に自分の石の多いほうが勝ちというゲームです。

オセロの法則というのは、この原理を日常生活に組み込んでしまうことです。


看護師Xさんの場合を考えてみましょう。

その日の朝は雨でした。

「はぁ、今日も雨か。雨の日は、なんだか調子悪いんだよね。今日は病院に行きたくないな」とブツブツ独り言を言いながら、朝ごはんも食べずに出かけます（黒いオセロ＝ここではよくない出来事、態度を黒のオセロとします。その反対が白いオセロです）。

電車の中では、濡れた傘がかばんに当たり（黒のオセロ）、不機嫌な顔をして相手を見ます（黒のオセロ）。

仕事が始まり、受け持ち患者さんの洗髪をします。

「髪を洗ってもらってありがとうございました。Xさんの洗い方、すごく気持ちよかったです」と言われ、うれしくなります（白いオセロ）。

しかし、その後、別の患者さんの処置の手順が少し遅れたため2年目の医師に注意され、不愉快な気持ちになります（黒いオセロ）。

その後、もうすぐ日勤の仕事が終わりというときに急患が入り、その対応（アナムネ聴取など）をしてほしいと残業を頼まれ、なんで自分が……と、暗い気持ちになります（黒いオセロ）。

仕事が終わり、今日は天気も悪かったし、処置で医師に注意され、挙句の果てには残業。ついてない1日だったなあと家に帰っても家族とほとんど言葉も交わすことなくベッドに入ります（黒いオセロ）。

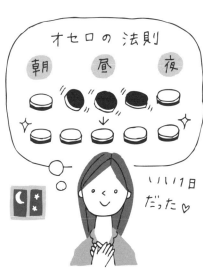

せっかく病棟で患者さんに「あなたの洗髪、とっても気持ちがよかった」と言われ白いオセロがあったのに、朝起きたときと夜寝るとき1日の両端が黒いオセロだったため、その日1日は黒一色の1日になってしまいました。

このような日はよくあることだ

と思います。

そんなときにお勧めなのが、朝と夜に白いオセロを置くことです。

朝、「おはよう！」と自分や周囲に気持ち良く声をかける白いオセロ。

夜、「今日も1日元気でいられたな、ありがとう」と感謝する白いオセロ。

朝と夜に、白いオセロを置けば、昼間の黒いオセロもすべて白いオセロに早変わり。1日、白いオセロで満たされたいい日だったと思えるでしょう。


これは、1日だけの話ではありません。1年単位でも同じです。

日本には、年末年始を大事にする文化があります。

「今年もいい年になりますように」と、元旦に白いオセロを置き、1年いろいろなことがあったとしても、最後の大晦日を前に大掃除を終えて「今年も元気に過ごせました。ありがとうございました」と、白いオセロを置く。

すると、1年1年が白い1年の繰り返しとなっていきます。

気がつくと、その白い1年が、あなたの人生を積み重ねていきます。あなたも、オセロの法則の生活を始めてみませんか？

ダメ出しではなく、ヨイ出しで

「ダメ出し」という言葉は聞いたことありますか？

「ダメ出し」とは、演劇やテレビ、スポーツなどの訓練の場面でよく使われる言葉です。マイナス（できていない、目標に達していない、努力が足りないと思われる等々）の部分に注目し、注意点や訂正点を挙げることです。業界用語として（どの業界で使われ始めた言葉か不明ですが）、バラエティ番組などで使われる中で一般にも広がり、日常的に使われるようになりました。

この「ダメ出し」の反対の言葉に当たるのが、「ヨイ出し」です。プラスの部分（できている、目標を達成している、目標に近づいている、努力している等々）に注目した評価です。

あなたは、自分自身の日常の行動、看護に対しても、自分自身にダメ出ししてしまっていることがありませんか？

「今日も、採血に失敗してしまった」

「看護記録、時間内に書けなかった」

「申し送りが上手くいかなかった」

どちらかというと完璧主義が求められる看護の業界。できていること、できたことよりも、できていないことに注目する傾向があるかもしれません。

しかし、ヨイ出しは、特別に何かができたことに注目するのではなく、すでに当たり前のようにできている目立たないことに注目していきます。

当たり前の目立たない行動にこそ、注目して自分に声をかける

人の行動は、2つに分かれます。適切（建設的）な行動か、不適切（非建設的）な行動か——。

適切（建設的）な行動とは、
朝起きる／仕事に行く／挨拶をする／採血をする／患者さんと話すなど、日常的に行っている「当たり前と思われる」「目立たない」行動です。それらは、通常、特に注目されることもなく、特に声をかけるといった関わりを持たない部分です。

しかし、あえてアドラー心理学では、それらの行動に対して注目し自分自身に声をかけてみます。

「朝、ちゃんと起きたね」「今日、仕事に行けたね」「1日、がんばったね」

看護師は、努力家で、頑張る人が多いので、朝起きたくらい、仕事に行ったく

らいで、声をかけるなんて褒めるみたいで、「変だ！　おかしい！」と思う方もいらっしゃるかもしれません。

しかし、もし、あなたが病気になって寝込んでしまったら……。朝起きることも、ご飯を食べることも、仕事に行くこともできません。あなたの体が元気に働いてくれているからこそ、当たり前のような毎日を送ることができているのです。まずは、あなたがあなた自身をいたわり、ねぎらい、声をかけてみてください。お風呂に入ったときに、「今日もがんばったね～」と声に出すだけでもいいでしょう。

ご自身にも、そして、他の人にもダメ出しではなく、ヨイ出しの関わりでいけるといいですね。

実際、世の中の風潮としても、ダメ出しよりも、ヨイ出しの風潮に変わってきているのを感じます。公共のトイレでも、以前は「落書き厳禁」と書かれていたのが、最近では「きれいに使ってくださりありがとうございます」と書かれていたり、学校でも、「廊下は走るな」だったのが、「ゆっくり歩きましょう」と書いてあることが多いようです。

笑いとユーモアに溢れたパッチ・アダムスに学ぶ

パッチ・アダムスという人をご存じですか？　本名は、ハンター・キャンベル・

アダムス。アメリカの医師で、ロビン・ウィリアムズの主演による映画『パッチ・アダムス　トゥルー・ストーリー』の実在のモデルです。

少し映画の内容をご紹介しましょう。

パッチは、自分自身が人生に悩み生きる力を失って精神病院に自主入院。そこで、同室の患者の妄想に共感することで笑いが「癒し」になることを発見します。人生の目的を見つけたパッチ・アダムスは、30歳を過ぎて医師を目指し名門医大に入学。そこには、権威主義の校風とエリート志向の同級生たちがいました。しかし、パッチは、「医者と患者は対等である」という独自の信念を貫き、次々と彼独特の珍事を引き起こします。

偶然入った小児科の病室で、病に苦しむ子どもたちの顔がパッチの目に飛び込みます。とっさに浣腸用の赤いゴムボールを鼻につけ、ピエロのようにおどけるパッチ。子どもたちは痛みを忘れ、無邪気に笑い出します。そして、彼を軽蔑し対立していた人間でさえも知らず知らずのうちに彼の型破りな笑いの理論に巻き込まれていきます。看護師が手を焼いたがん患者でさえも、パッチには心を開き最期のときに立ち会ってくれるよう申し出、最期を看取ります。また、拒食症になった老患者の昔の夢を覚えていて、「ヌードルでいっぱいのプールで泳ぎたい」との彼女の夢を叶えて勇気づけています。

先ほどのオセロの法則の部分でもお伝えしましたが、「笑い」「笑顔」というのは、看護においても、医療においてもとても重要です。

笑顔の素敵な看護師は、誰からでも好感を持たれるでしょう。常にユーモアをもって生きる人は、前向きな姿勢を周りにも示していくことになります。

そして、「笑い」や「ユーモア」は、自分自身も、そして、患者さんも勇気づけることにつながりますし、病気にも効果があると言われています。

腫瘍細胞やウイルス感染細胞を拒絶するナチュラルキラー細胞（NK細胞）のことは、ご存じの方も多いかと思います。正常な細胞を傷つけることなく、がん細胞などの体に異常を引き起こす細胞だけを攻撃してくれるという非常に優秀な細胞です。

「笑い」や「ユーモア」は、NK細胞を活性化してくれます。

漫才や、喜劇など3時間くらい見て笑った後の実験結果があります。笑う前と笑った後の血液を調べたところ、笑った後ではNK細胞の働きが活発になっていることがわかったそうです。このようなデータは、日本を始め全世界で報告されています。

大声で笑えなくても、笑顔を作るだけでも効果があります。笑顔は、人間関係をスムーズにするばかりではなく、病気にも効果があるのです。

今こそ常識となった笑いの効用をいち早く治療に導入したパッチ。あなたもパッチ・アダムス的に生き、ユーモアのセンスを持って生きてみませんか。

あなたが笑顔になり、そして周りを笑顔に明るくしてくれる人になれば、自分を勇気づけることはもちろん、他者を勇気づける達人にもなれることは間違いないでしょう。

完璧・悲観主義ではなく、6割・楽観主義で生きる

私（長谷）は、勇気づけの4つのサイクルを勧めています。

「知る→分かる→できる→身につく」というサイクルです。

アドラー心理学を学び、勇気づけを実践し始めると、勇気づけできていない自分にダメ出しすることがよくあります。

これは、講座の受講生さんにも、よく見受けられます。「学んだのに、できていない」と苦しみ、自分自身を責める。そのような相談を受けたとき、「完璧は求めなくていいんですよ。まずは、6割主義でいきましょう」と伝えています。

看護師は、完璧主義者の方が多いかもしれません。

「6割なんて、とんでもない。そんなことしていたら、仕事がきちんとできな

い！」と思われる方もいらっしゃるかもしれません。

実際、私も完璧主義者とまではいきませんが、すべてにおいて「ちゃんと」「しっかり」できていないとダメだと自分を責めていました。

しかし、そもそも、「ちゃんと」「しっかり」とは何でしょう。

何をもって「ちゃんと」「しっかり」というのでしょうか？

10割できていないといけないということでしょうか？

しかし、その10割も、人によって程度が違います。ある人の10割が、別の人にとっては、５割かもしれません。ある人にとっては、できた！　完璧！　と思える出来事も、ある人にとっては、まだまだ半分しかできていない……と思う出来事かもしれません。

勇気づけや、アドラー心理学を知り、勇気づけを実践していても、理想の声かけができていない自分

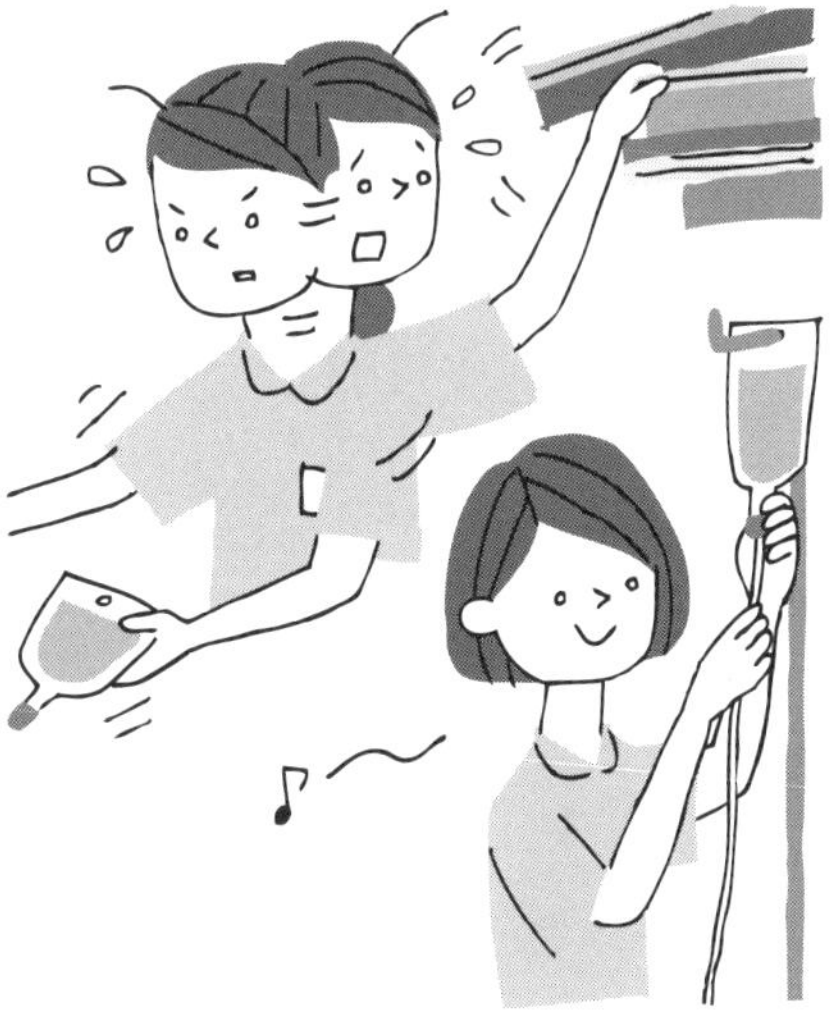

にダメ出しをし、知っているのにできない自分に悩んでしまう。しかし、知らなければ、取り組むこともなかったし、悩むこともなかったはず。

アドラー心理学を知り、日々実践しているからこその悩みなのです。

ならば、まず「知った」自分にヨイ出しをしましょう。

「知らない世界を知ったよね。知らないより知っているほうが何倍も、何十倍もいいよね！」と。

完璧主義ではなく、6割主義でいきましょう。仕事は、6割主義とはいかないかもしれませんが、自分自身の評価については、完璧を求めすぎない。できているところに注目し、自分自身に声をかけていく。

力を抜いて、ゆるりゆるりといきましょう。

悲観主義ではなく、楽観主義で。

減点主義ではなく、加点主義で。

まずは、アドラー心理学に出会ったあなたに、勇気づけを知ったあなたに、「出会えてよかったね。知ってよかったね」と声をかけてみてください。

「知る→分かる→できる→身につく」ですから。

「言葉」「イメージ」「行動」を味方につけて、なりたい自分になる

勇気づける力を身につけるとき、大切なことがあります。それは、「言葉」「イメージ」「行動」の3つを自分の味方につける、ということです。

たとえば、あなたが看護の現場でたくさんのスタッフがいる中、思ったことを口にできず、ついつい周りに流されてしまいがちな自分を変えたい、もっと自分の意見をさわやかに主張できる人になりたい、と思っているとします。

そのような場合は、まず「私は、さわやかに主張ができる人間だ」と自分自身に向けて宣言してみてください。

このとき、大切なのは、「私は、さわやかに主張ができる人間になりたい」といった願望の形で口にしないことです。あくまでも、「さわやかに主張ができる人間だ！」と宣言しましょう。

次に、「イメージ」です。ここでは、あなたが、誰かにさわやかに自己主張している場面をありありと思い浮かべます。

では、想像してみましょう。

あなたは、ナースステーションにいます。業務改善チームの中で、7名ほどの看護師と意見を交わしています。そして、進行役の看護師に向かって、さわやか

に主張しているあなたの姿を思い浮かべましょう。

今までのあなたは、うまく振る舞えなかったかもしれませんが、そこは問題視しません。相手に言っているセリフ、表情、立ち居振る舞いを、できるだけ具体的にイメージしてみましょう。

そして、進行役の看護師も、周りにいる看護師たちも、あなたの主張を受け入れて、ニコニコ笑って合意し受け入れてくれている姿、拍手をしてもらっている姿などを鮮明にイメージしてみてください。

そのとき、あなたが、どのようなセリフを言っているかも、細かく考えてみましょう。途中、「でも……今の私では……」という思いが出てきても、そこは置いておきます。なりたい自分をありありとイメージすることが大切です。

そして、最後は、「行動」です。

すでにあなたは「さわやかに主張できる人」です。そのように振る舞ってください。今までできなかったとしても、それは、過去のあなたです。

今ここからのあなたは、もうできる人間になったかのように振る舞い行動しましょう。

思考のクセに気づき、現実を変える

『思考は現実化する』（ナポレオン・ヒル著）という本をご存じの方も多いと思います。ナポレオン・ヒルはアメリカの著述家（社会教育家）で、成功哲学の提唱者です。新聞記者時代にアメリカの鉄鋼王と言われたアンドリュー・カーネギーのインタビュー取材を行ったことをきっかけに、カーネギーの依頼により、カーネギーのお目にかなった「成功者」500人を20年間無報酬で徹底的に研究しました。

『思考は現実化する』は、その成功哲学を系統立ててまとめた本で、21世紀の今でも超ロングセラーとして知られています。

500人の中には、リンカーン、O・ヘンリー、フォードなどもいました。彼らを含む多くの成功者が語った、その本の最も大事な部分は、「人は思い描いたとおりの人になる」。つまり、「思考は現実化する」という考えでした。

人は、自分のなりたい姿、こうありたい姿を具体的に思い浮かべれば思い浮かべるほど、意識はそこに近づいていきます。

容姿や体型も「大好きなモデルの○○さんのようになる！」と決心すると、そのモデルが載っている雑誌を読んだり、テレビを見たりする機会も多くなり、その人に似ている自分を自然と作り上げていくことができるでしょう。

さわやかに主張できる看護師もそうです。病棟の中に、とても感じがよく、師長、主任はもちろん、医師や他の医療従事者とも、さわやかにコミュニケーションが取れている先輩がいたとします。その人を思い浮かべて、その人のように振る舞ううちに、さわやかに主張できる看護師になっていることでしょう。

アドラー心理学では、行動の変容を大切にしています。

しかし、最初から大きく変化する必要はありません。まずは、小さな行動から変えていきましょう。その小さな積み重ねが、良い意味でも悪い意味でもクセとなります。

思考のクセ、行動のクセは、変えようと思えば、いつからでも変えることができます。そして、こうなりたいと思う姿があったら、目標と期限を決めること。

看護師は、専門資格、認定資格があります。キャリアアップや、専門性向上のために、トライしたいと思っている方もいらっしゃるでしょう。しかし、日々の看護や、業務の煩雑さで、なかなか挑戦できないとしり込みしている人も多いかもしれません。

思い描いたら、目標と期限を決めることをお勧めします。

たとえば、「3年後に、このような資格を取る!」と決めます。目標と期限を決めると、その期限までの過ごし方が違ってきます。情報収集をしたり、いろいろな学びを深めたり……。何も決めず、ただ漠然と毎日を過ごしているのでは、3年後の姿が目に見えて違ってくると思います。

なりたい自分の姿を言葉に出して断言し、ありありとイメージし、目標を持って行動しているあなたは、キラキラと輝いていきます。

「言葉」「イメージ」「行動」で、なりたい自分になりましょう。

理想の自分への近道は、不完全さを受け入れること

あなたは、どんな看護師になりたいですか？　どんな看護をやりたいですか？

看護師を目指す人、そして看護職の方は、完璧を求める方が多いように思います。実際、私（長谷）もそうでした。命の現場にいるのですから、完璧じゃない、不完全なんてありえない……そう思いますよね。

もちろん、仕事が不完全でいいと言っているわけではありません。しかし、完璧を求めていると、できていない自分とのギャップに苦しくなり、負のスパイラルに入ってしまいます。

アドラーは、「劣等感」という言葉を最初に広めた人です。劣等感とは、今ある現在の自分と理想の自分とのギャップから生まれます。

人は、そのギャップに苦しんでいるのです。

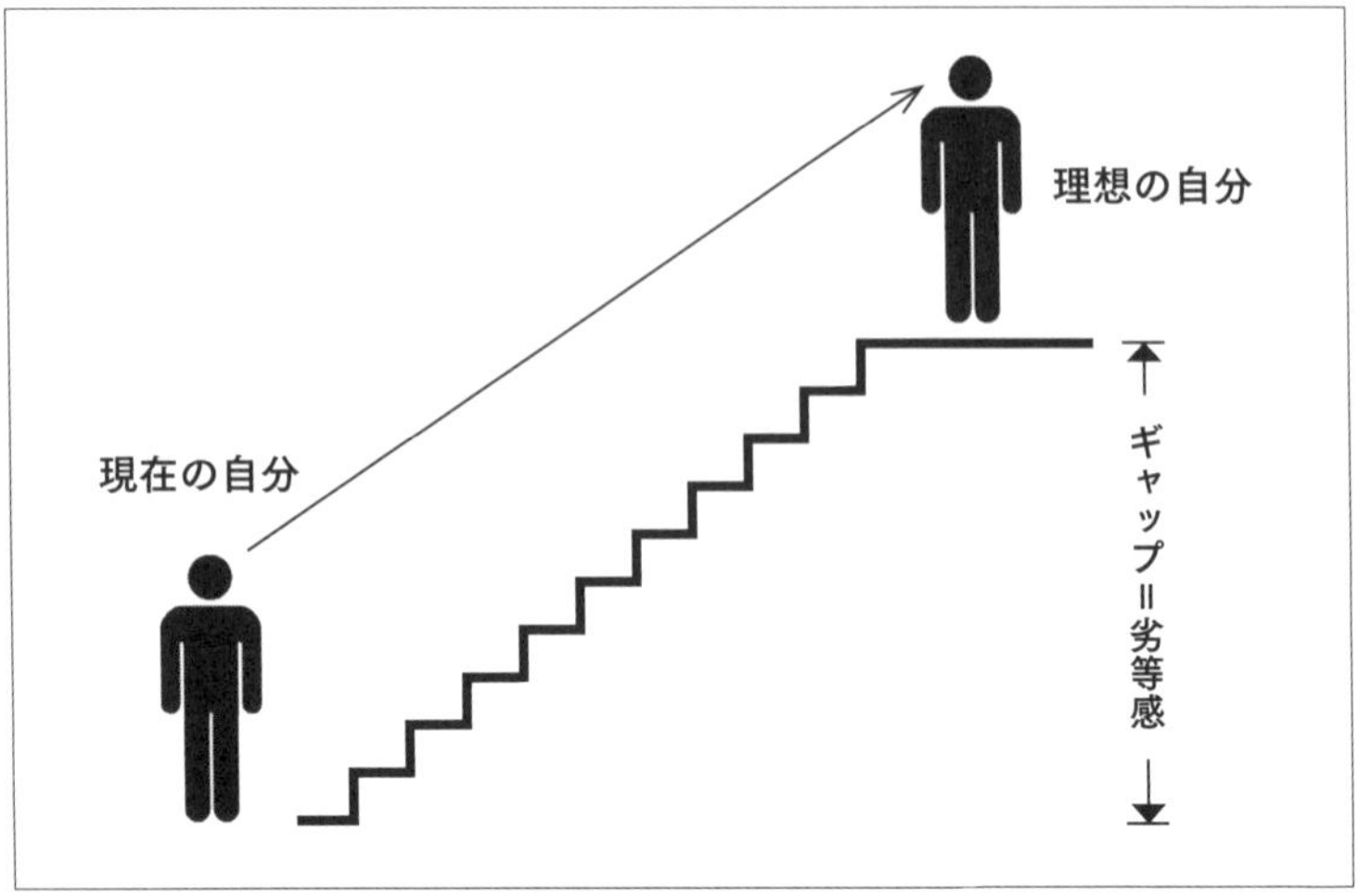

出所：ヒューマン・ギルド　アドラー心理学ベーシック・コーステキストより引用・改変

すぐに理想の自分になれなくても、大丈夫。

急な坂を一度に上ることは難しい。しかし、階段を上るように、目の前の小さな段を、1つひとつ積み重ねていくことで、「できた！」「できた！」という成功体験を積んでいきましょう。すると、いつしか、理想の自分に到達していることでしょう。

・看護師は、いつも笑顔でいるべき
・看護師は、きちんとしているべき
・看護師は、常に正しくあるべき
・看護師は、完璧であるべき……
などなど
ついつい「○○べき」と考える

ことが、多くありませんか？

しかし、看護師も普通の人間です。笑ってばかりいられないこともあるでしょう。間違ったことをする場合もあります。

感情に関して言えば、「喜怒哀楽」は、「春夏秋冬」の四季と同じように、当たり前にあることなのです。怒りや悲しみだけを、ぽいと排除しなくても大丈夫。笑えないときがあったとしても、大丈夫なのです。

どんな自分にもＯＫを出す。不完全な自分も受け入れる。不完全な自分を受け入れられてはじめて、寛容になり相手の不完全さも受け入れられるようになるのです。

また、看護師は、責任感の強い人が多いように感じます。

ついつい、人に迷惑をかけてはいけない、自分の担当は自分で済ませなければいけないと、必要以上に仕事を抱え込む人が多いのではないでしょうか？　実際、私（長谷）もそうでした。ほかのスタッフも忙しいのだから、人に頼るなんてとんでもない……と。

信頼――無条件に委ねる勇気

アドラー心理学で大切なキーワードに「信頼」という言葉があります。

信頼とは、無条件に信じて委ねること。

人は1人では生きていけません。看護も、医療も、1人ではできません。チーム医療、チーム看護なのです。自分を信頼し、相手も信頼する。

できないことはできないので、助けてほしいと言ってもいいのです。1人で抱え込むことではありません。1人でがんばりすぎる必要はないのです。

人に委ねる、人に任せることは、弱い人がすることだと思っていませんか?

しかし、逆なのです。

人に任せられないと思っているということは、相手を無力だと思っているということ。相手の能力を信じられたら、安心して人を頼り、任せられます。そして、相手を信じ、自分を信じる。アドラー心理学でいう共同体感覚(つながり感覚)を大事にして。

アドラー心理学では、悩んだときは、より大きな共同体でのメリットを考えます。

結局、目的は、患者さんのため、病院のため、社会のためなのです。だったら、1人で抱え込むよりも、周りと力を合わせて取り組んでいくほうが、目的に近づけるのではないでしょうか?

できないときには、「手伝って」「助けて」と言ってもいいのです。手伝ってもらうことは、相手の貢献感を育てることにもなります。

繰り返しますが、どんな自分にもＯＫを出し、不完全な自分も受け入れる。不完全な自分を受け入れられてはじめて、相手の不完全さも受け入れられるようになるのです。

自信とは、「自分を信じる」と書きます。まずは、自分自身を信じ、そして、相手を信じましょう。

あなたが、不完全さを受け入れ、自分に対しても相手に対しても寛容でいられたならば、より良い職場、より良いコミュニケーションが生まれてくるのではないでしょうか。

第6章

人間関係をスムーズにする
他者への勇気づけ

勇気づけの達人になるためには、次の3つのステップがありました。
その1　自分自身を勇気づける
その2　勇気くじきをやめる
その3　他者への勇気づけを始める

第5章では、その1とその2について解説しました。

第6章では、その2をさらに進め、「他者への勇気くじきをやめる」と、その3「他者への勇気づけを始める」についてお伝えしてきます。

何を持っているのかではなく、持っているものをどう使うか

人はつい相手に対して、できているところではなく、できていないところに注目する傾向があります。特に、上司、先輩、親や教師など目上の立場の人になると、相手の短所に目を向けてしまいがちではないでしょうか。

実際、その短所は全体の5%くらいしかないものだとしても、「また、こういうことをしている」と、まるでそれを大部分のように捉え、批判的な目で見てしまうのです。

しかし、どんな人に対しても、「できること、すでにできていることに注目する」

ことが大切になってきます。苦手なことやダメな部分ではなく、その人が得意なこと、当たり前のようにできていることに注目するのです。

アドラーはこのように言っています。

「大切なことは、何を持っているのかではなく、持っているものをどう使うかである」

このことからアドラー心理学は、「所有の心理学」ではなく、「使用の心理学」とも呼ばれています。

大切なのは、その人が何を持っているかということ。そして、できていない部分に目を向けすぎないことです。特に職場では、できている部分に注目した後、それが発揮できる仕事を振ると、よりその人らしさ、そして長所が生かせ、相手のやる気も引き出せます。

人は、「すでにできていること＝得意なこと」を任されたとき、やる気が湧きますし、そこで結果を出せば、「自分は役に立っている」と、貢献感を感じることができるでしょう。

貢献感を感じることができれば、自分には価値があると思え、自信を持つことにもつながります。そして、その仕事を任せた人と任された人とでは信頼関係も高まっていき、職場全体の活気も上がってくるでしょう。

勇気づけのためのお勧めキーワードの使い方

勇気づけを伝えるお勧めのキーワードとして、

・ありがとう
・嬉しい
・助かる

などがあります。

「ありがとう」は、感謝を表す言葉です。ありがとうと言われて、嬉しくない人はいないでしょう。

あなたは、どんなときに、「ありがとう」と言っていますか？　照れもあるし、なかなか、「ありがとう」と素直に言えない人もいるかもしれません。

「ありがとう」は、何かしてもらったときなど特別なときだけに言う言葉ではありません。日常の当たり前で目立たないことに対して、「ありがとう」と伝えられたらどれだけ素敵でしょう。しかし、日本人の特性でしょうか？　感謝を口にするのが苦手な人が多いように感じます。

たとえば、あなたが病棟を歩いていたときに、急いでいてポケットからボールペンを落としてしまいました。それを、他のスタッフが拾ってくれたとします。

あなたは、なんと言うでしょう。とっさに「あ、すみません」と言ってしまうのではないでしょうか？

しかし、「すみません」は、感謝ではなく謝罪を伝える言葉です。もしも、「すみません」と言ってしまったら、ぜひ「ありがとう」と付け加えてみてください。

「点滴の準備をしてくれて、ありがとうございます」

「引き継ぎ書を作ってくれて、ありがとうございます」

「体交（体位交換）、手伝ってくれて、ありがとうございます」

「（アナムネ聴取後）お話を聞かせてくださり、ありがとうございました」

いつもは、何気に、「すみません」と言っていたことを、「ありがとう」に換えてみましょう。感謝を伝えられて文句やクレームを言う人は少ないでしょう。

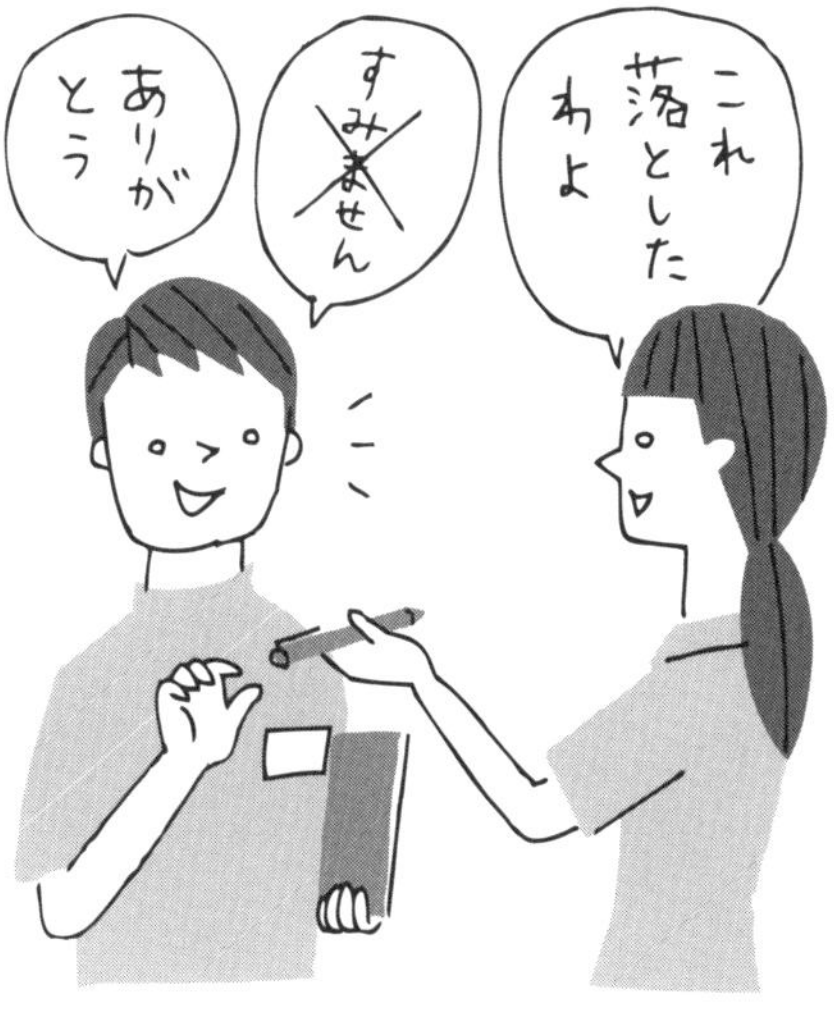

「嬉しい」という言葉、これは、「私は、嬉しい」というように、「私は」を主語にして伝える方法をお勧めします。

「私は」を主語にする伝え方を、「アイ（I）メッセージ」と言います。これとは反対に、「あなたは」を主語にする伝え方を、「ユー（YOU）メッセージ」と言います。

両者を比べてみましょう。

たとえば、誰かに物事を頼みたい時

ユー（YOU）メッセージ……「ちょっと、〇〇さん（あなた）、これ、やってくれる？」

アイ（I）メッセージ……「これ、やってくれると、（私は）嬉しいのだけど」

となります。

ユー（YOU）メッセージだと、なんだか命令しているような感じがしませんか？ 命令調で言われると、頼まれたことも、やりたくないですよね。

また、相手に不満がある時

ユー（YOU）メッセージ……「そんなことだから、あなたは、だめなのよ」

アイ（I）メッセージ……「そんなことされると、（私は）残念だ。悲しくなってしまう」

という感じです。

このように何かを伝える時、主語を「私」にすることで、こちらの気持ちが冷静に伝わり、相手も気持ちよく言葉を受け取り、その後の行動も変えやすくなります。

アドラーは、このように言っています。

「自分に価値があると思える時に勇気を持てる」
「他者への貢献感があるときに自分に価値があると思える」

「助かる」についても同じです。アイ（I）メッセージとして伝えましょう。そして、「ありがとう」と同様、「助かる」は、貢献感を育てる言葉になります。「ありがとう」「助かる」と言われることで、自分は役に立つ存在だと思え、貢献感が育っていくのです。このことは、職場でも、家庭でも同じでしょう。

お子さんが、手伝いをしてくれた時、「お茶碗を片づけるのは、当然だ！」と思わずに、「お茶碗下げてくれて、ありがとう。助かったわ」と言ってみましょう。

おおげさなこと、特別なことをした時ではなく、何気ない小さなことにも感謝の気持ちを忘れず、それをアイ（I）メッセージの言葉として伝える。それが勇気づけにつながるのです。

勇気づけのメッセージ「ありがとう」を形に残そう

そして、このありがとうなどの勇気づけのメッセージ。口頭で伝えられるのは、もちろん嬉しいけれど、形で残ると、より一層嬉しいものではないでしょうか？

たとえば、今は、メールをはじめ、SNSやLINEのメッセージなど、手軽なツールがたくさんありますね。メールや、スマホ、パソコンへのメッセージとして送ると、それは、記録として残ります。何度も何度も読み返すことができ、相手の中で、感謝の言葉が繰り返し再生されていきます。

もちろん、昔ながらの手紙もよいでしょう。長く書くのは苦手という方には、付箋や一筆箋をお勧めします。

私（長谷）は、夫や子どもたちに、感謝の気持ちを伝えるとき、付箋に「お仕事、いつも頑張ってくれてありがとう」「お留守番してくれてありがとう。助かったよ」など書いています。

夫のお弁当に貼ってみたり、子どもたちの筆箱に貼ってみたり。職場では、引き継ぎ書に、「いつもありがとうございます」などという付箋が貼ってあったら、心も元気になるし、1日がハッピーな気持ちで始められますね。

人間関係をスムーズにする勇気づけの3条件

勇気づけのお勧めのキーワードをご紹介しましたが、言葉で伝えるだけが勇気づけではありません。実は、人間関係をスムーズにする相手への勇気づけには、次の3つの条件があります。

①発信者との関係性

同じ言葉があったとしても、それを誰が発言するかによって、そして、あなたとの関係性によって、勇気づけになる場合とそうでない場合があります。

「そんなことやってはダメじゃない！　何をやっているの！」という言葉。突然その日だけ手伝いに来ていた主任看護師にそう言われたら、ダメ出しされたと感じますが、これが、新人からの付き合いで共に学び続け、一緒に困難を乗り越えてきた同僚からの言葉だとしたら、勇気づけに聞こえるときもあります。

普段の仕事ぶりをまったく知らない人から、「最近、がんばってるね」と言われたら、「何も知らないのに、社交辞令？」と、しらじらしく聞こえることもあるでしょう。しかし、数年一緒に働いている同じ部署の看護師長からの言葉だとしたら、どうでしょう。ずっと見守ってくれているのだと感じ、そのまま勇気づけの言葉として受け取ることができます。

②受信者の状況

日本には、謙虚・謙譲を美徳とする文化があります。ですから、人によっては、勇気づけの言葉を素直に受け付けない人もいるかもしれません。「いえいえ、そんなことありません」とか、「そんな人間じゃありません」などと言って、勇気づけの言葉を受け取らず、拒否してしまう。

また、別の見方をすると、勇気づけを受け取る受信機が備わっていないとも考えられます。

「この話、すごくためになるいい話なのよ」と何度も言っても、興味がない人、聞く耳を持たない人には理解してもらえないのと同じです。

しかし、アドラー心理学では、どんな人にも、可能性があるとしています。もしかしたら、その人は、今は必要がないので受け取っていないだけなのかもしれません。だとしたら、見守り任せるというスタンスも大切になってきます。

どんな相手にもOKを出す。不完全さを認めましょう。

③口調とボディランゲージ

これは、簡単に言うと、語調や表情、態度などのことです。たとえば、日常生活で夫が家に帰ってきたとき、妻が「お帰りなさい、早いのね」と言ったとします。

明るい表情で玄関まで出迎え、声を上向きに「お帰りなさい↗、早いのね！」言ったら、「こんなに早くに帰ってきてくれて嬉しい」という気持ちや、「待っていたのよ」という気持ちが伝わってきます。

しかし、暗い表情で目も合わせず、面倒くさそうに「お帰りなさい↘、早かったのね」と、言ったとしたらどうでしょう。「帰って来なければよかった……」と、そんな気持ちにもなりかねませんね。

「がんばったね、ありがとう」という言葉も、一見、勇気づけの言葉のようですが、スマホに目を落としながら、視線も合わせずに言ったとしたら、それは勇気づけにはなりません。

逆に、言葉はなくても肩にそっと手を触れたり、目を見てうなずいたりするだけでも、勇気づけになることもあります。

このように、勇気づけのコミュニケーションは、単なる言葉だけではありません。せっかくアドラー心理学を学んでも、テクニックやノウハウばかりを気にしてしまうと、言葉だけで相手を操作しがちになるときもあるので注意が必要です。言葉だけではなく態度、そして、ここに挙げた勇気づけの3つの条件がどうだろうか？　と考え直すのもいいですね。

褒め続けると人間関係がダメになる3つのデメリット

「勇気づけ」と「褒める」ことの違いは、第1章でもお伝えしました。褒めること自体は、まったく悪いわけではありませんし、時には褒めることがあってもよいと思います。しかし、褒め続けているとデメリットがあるのです。褒め続けるデメリットとして、次の3つが挙げられます。

①褒める人がいないと、適切な行動をしない

職場でもそうですが、褒めることで、相手の行動を促す、という対応の仕方をしていると、相手は、褒める人がいるからやる。褒める人がいないとやらない。ということが起こってきます。そのため、半永久的に褒め続けなくてはいけなくなります。褒める人がいないと、行動を起こさないということが起こりかねません。褒めるのをやめたら、おそらく効果が激減します（第4章のモチベーション

のところで詳しくお伝えしました）。

たとえば、褒める看護師長の下で働いているとしましょう。褒められるのが嬉しくて、行動していたスタッフ看護師Bさん。しかし、勤務異動があって、看護師長が替わりました。その師長は、褒める師長ではありませんでした。すると、看護師Bさんは、急にやる気がなくなり、生き生きと仕事をしなくなるということは、ありうるでしょう。

②褒めのレベルが徐々にエスカレートしてくる

相手が行動してくれたらいいなと思い、褒め言葉を使い続け、相手のやる気が上がっているとします。

子育ての例を挙げてみます。

勉強させようと、「テストで90点以上だったら、おもちゃを買ってあげるよ」と、子どもに言っていたとしましょう。テストが終わり、95点を取ってきました。約束どおり、おもちゃを買ってあげたとします。

では、次のテストのときは？　子どもは「じゃ、今度100点取ったら、何買ってもらえるの？」と、勉強やテストのことを考えるのではなく、ご褒美のおもちゃのために頑張るようになります。そして、挙句の果てには、「おもちゃじゃなくて、スマホが欲しい」など言い出すかもしれません。次第にご褒美の内容がエスカレートしていきます。

③絶えず、外部からの監視・統制が必要になる

相手は、自発的に動くのではなく、こちらの褒めがあることで、あるいはあることを前提に行動を起こします。ですから、常に相手を見続けて、褒め続けなければいけなくなってしまいます。これでは相手の動きにとらわれて右往左往してしまい、結局、忙しくなってしまいます。

「なぜなぜ」は、やめてみる

人の行動を考えてみると、その行動には、理由があることに気が付きます。そして「なぜ、そんな行動をするの？」「なぜなぜ」と原因を追究していることが多いのではないでしょうか？

第1章でも述べましたが、改めてこの章でも考えてみましょう。

「なぜなぜ」という質問には、以下の問題点があります。

・聞かれた人に否定的な響きで伝わる
・賛成ができないとき、不快に思う時に使われることが多い

・相手は、自分自身を守ろう、逃げようと思いがちとなり、時としてかえって攻撃的にさせることがある
・距離感が生まれ、人間関係に溝を作ってしまう

では、「なぜ」と言いたい時には、どうすればいいのでしょうか？

まず、人の行動に関しては、「なぜ」という言葉は、極力使わないようにしましょう。もしも使ったとしても、軽く言ってみる程度に止め、連発はしないように。

そして、原因を聞く「なぜなぜ」よりも、目的を聞く「何のために」を心がけましょう。人の行動の背後には、ポジティブな目的が存在します。


あなたは、小学生の子どもがいる看護師Aさんだとします。

小学生のお子さんが、「ただいま」と帰って来たと思ったら、ランドセルも片づけずに、「おやつ、おやつ！」と大騒ぎ。Aさんは、仕事で疲れて帰って来たばかりのこともあり、片づけない子どもに対してイライラが爆発。「どうして、帰ってきたら、ランドセルを片づけないの！」と感情的に怒鳴ってしまいました。


ここで、Aさんのポジティブな目的を探ってみましょう。

Aさんは、子どものことが大嫌いで怒ってしまったのでしょうか？　そうではないですよね。ストレスを発散するために怒ってしまった？　子どもを支配するために怒ってしまった？　これは、ネガティブな理由です。

「何のために、子どもを怒ったのか？」と突き詰めていくと、「ランドセルを片づけられる子どもになってほしい」という目的が見えてきます。そして、もっと大きい視点、未来に向かう視点で見ていくと、「自分のことは自分で責任が取れる子になってほしい」「責任感のある人間に育てたい」という目的があるのです。

アドラー心理学は、原因論ではなく、目的論です。

「なぜなぜ」ではなく、「何のために」。原因追及による「なぜなぜ」攻撃は嫌われてしまいます。「なぜなぜ」と過去の原因を探るのではなく、「何のために」と未来の目的を探って解決しましょう。

感情は、自分のパートナー
怒りの感情はコントロールできる

なぜなぜ？　と思う場面で、怒りが湧いてくることもあるでしょう。しかし、その怒りの感情はコントロールできます。

アドラー心理学の立場からの感情の視点をご紹介しましょう。

・感情は、ある状況で、特定の人（相手役）に、ある目的（意図）を持って使われる

・感情は、コントロールできる

たとえば、あなたが、家にパートナーと一緒にいたとしましょう。お願いしていたことをやってもらえなかったということで、けんかになり、激しく口論しています。

そんな時、携帯電話が鳴りました。病棟からです。

「もしもし、あ、師長さんですか？　はい、〇〇です。何かありましたか？」

あなたは、パートナーとのけんか口調ではなく、少し緊張しながらも落ち着いた声で電話に出るでしょう。先ほどまでの激しい口調は、どこにいったのでしょうか？

この場合の、怒りの感情は、パートナーとのけんかという状況で、特定の人（パートナー）にある目的（やってもらいたいことをやってもらえなかった気持ちを怒りとして伝える）を持って使われていることが分かります。

ですから、相手役が、看護師長に変わった途端、自分自身でＴＰＯを判断し、

それに応じて感情の使い方を変えているのです。

怒りには、目的があります。

・支配
・主導権争いで優位に立つこと
・権利を守る
・正義感の発揮

などです。

この根底には、「……であるべき」「……せねば（しなければならない）」という強い信念があるのです。しかも、これは、自分自身のメガネ、一方的な見方で見ていることが多いでしょう。

この「べき・ねば」思考に気づくということも大切なことです。

そして、怒りというものは、それだけが突出して湧き上がってくるように思えますが、そうではないのです。

実は、怒りの下に別の感情が潜んでいるのです。

たとえば、感情を氷山だとすると、水面上にほんの少しだけ見えている部分が「怒り」で、その下には、心配や不安、あせり、寂しさ……など、たくさんの感情があるのです。水面の下の感情を一次感情、上の感情を二次感情と呼んでいます。

●［例1］2年目の看護師Bさんが、ミスばかりするので、プリセプター看護師Dさんが怒るという状況。⬇一次感情＝落胆、期待はずれ

●［例2］研修医1年目のT医師が、頼んでいた処方箋を出してくれていないので、主任看護師Fさんが、ぶつぶつ怒るという状況。⬇一次感情＝不安、心配

［例1］の場合、ミスばかりする2年目の看護師に対して、「2年目になるのよ！大丈夫？　もっとしっかりしてほしい」という落胆や期待はずれといった一次感情を抱いています。

そして、［例2］の場合も、研修医1年目のT医師に対して、「困るのは患者さんなのに……」という不安。そして、「1年目だけど医師でしょう。大丈夫かしら？」といった心配。このような一次感情を抱いているわけです。

ですから、あなたも怒りの感情が湧いてきたときには、その下の一次感情を参考にして、本当はどんな感情を抱いているのかを探ってみましょう。

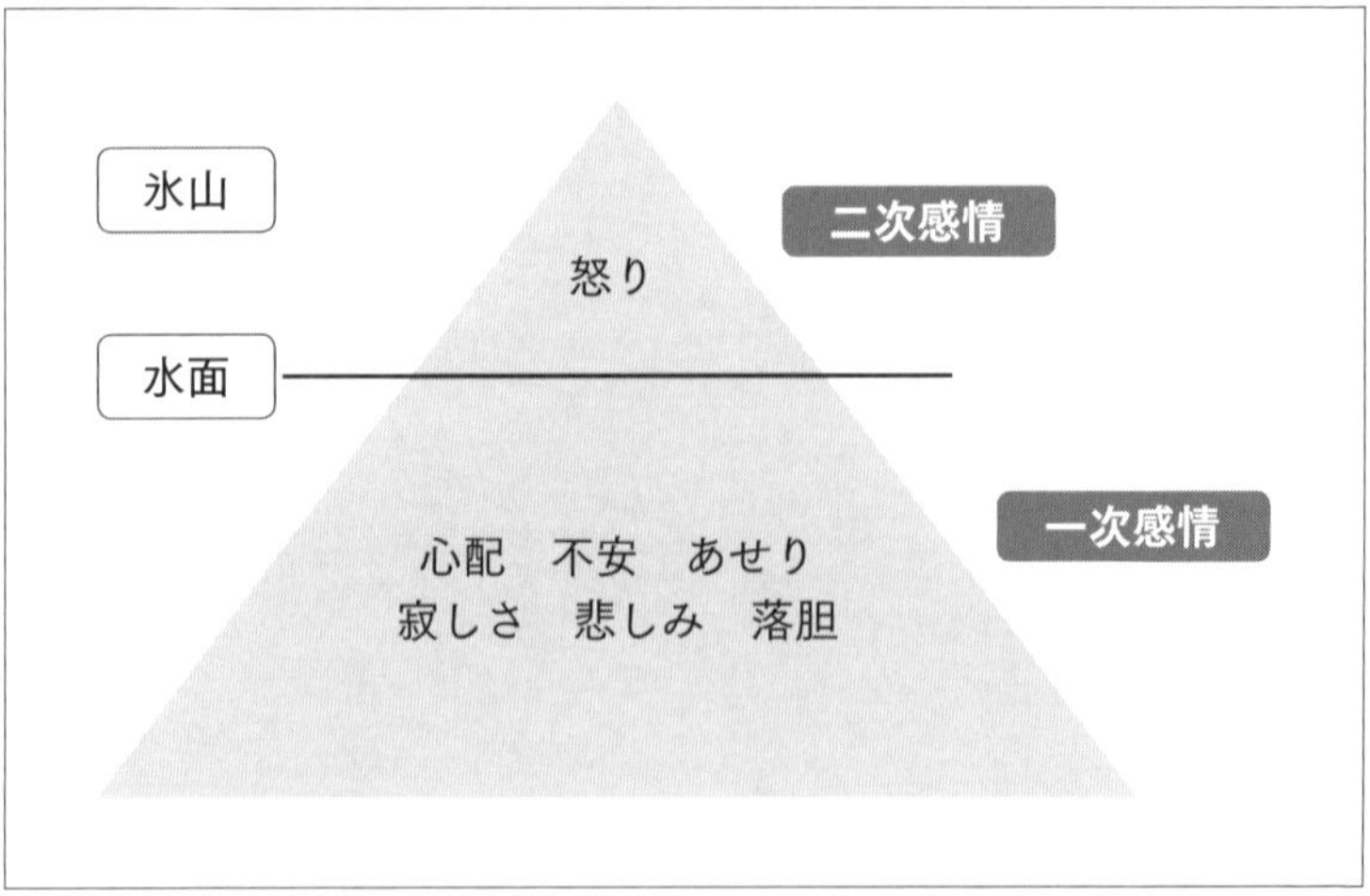

出所：ヒューマン・ギルド　ELM勇気づけテキストより引用・改変

　ところで、怒りはできれば避けたいのですが、「怒る」という感情は、必ずしも悪者ではありません。「喜怒哀楽」、これは「春夏秋冬」の季節と同じように、普通にあることなのです。ですから、「怒り」だけをぽいと排除するのではなく、その感情も大切にしてあげましょう。

　どんな感情もあなたの大切なパートナーなのです。

「怒り」が湧いてきそうになったら、「あ、怒りが湧いてきたね」とまずは、自分の感情に気づいてあげてください。そして、次に、自分の思いのままに怒りを出すのではなく、一次感情に気づき、そこをアイ（I）メッセージで伝えてみましょう。

ふうっと深呼吸をしたり、数秒数えてみたり、俯瞰してみたり。怒りは、思っている以上にコントロールできます。

怒りは対立の感情ではなく、共同の課題として見る

相手に対して思いが合わず、考えが対立し、怒りが湧いてきた場合、その怒り＝対立という見方ではなく、共同の課題と見てみましょう。

対立ではなく、共有するのです。

なぜ、怒りが湧いてくるかというと、相手が自分と違う意見を持っている人だからなのです。しかし、第1章でも述べましたが、「違いは、間違いではない」のです。新しい別の考えを教えてくれる貴重な意見なのです。

まずは、その事柄が、自分の課題なのか？　あるいは相手の課題なのか？　をしっかり見極めることが大事となってきます。そして、それが、相手の課題だと気づいたら、相手と自分の間に線を引く。それだけでも、ずっと気分がラクになると思います。

やはりこれは、共有しながら解決すべき問題だと考えた場合。対立ではなく、

共同の課題として見ていきましょう。よりよい未来のために、これから、お互いが幸せになるために歩み出す仲間だと信じ、そのゴールに向かって一緒に進んでいくのです。これを意識していけば、人間関係をしなやかにできるでしょう。

勇気づけができる人は、苦手な人が少ない

アドラー心理学では、過去や未来ばかりを見るのではなく、今このときを大切にして、目標に向けて一歩ずつ歩けるように、他者を、そして、自分を勇気づけることを大切にしています。

第5章で、自分を勇気づけることの大切さも述べてきました。

では改めて、「勇気づけ」という言葉を見てみましょう。

英語でいう「ｃｏｕｒａｇｅ（勇気）」は、もともとラテン語の「ｃｏｒ（コール）」に由来し、人間の血液循環の原動力となる器官、生きる力を司る「ｈｅａｒｔ（心臓）」の意味を持っています。

何度もお伝えしていますが、勇気＝困難を克服する活力であり、勇気づけとは「困難を克服する活力を与えること」ということです。

では、人間関係での勇気とは、どういうことでしょう。

勇気づけができる人は、どんな苦手な人や困難に出会っても、それを克服する

力を持っているのです。

ですから、苦手な人を少なくするためには、次の効果を生み出す点で、勇気づけがとても大切になってきます。

①相手の自己肯定感を高められる

自分が嫌いな人は、自分の姿を相手に投影して、相手も嫌ってしまう傾向があります。つまり、自己肯定感の低い人とうまく付き合うには、まずは、自分自身が不完全な自分を受け容れ、どんな自分にもＯＫを出し、そして、勇気づけで相手の自己肯定感を高めるのが一番です。

②相手との信頼感を高められる

相手に対し、勇気づけの姿勢で接すると、相手もこちらを信頼してくれるようになります。そして、人間関係も良好なものへと深まっていきます。

逆に、褒め言葉で、おだてて相手に取り入ろうとか、へりくだるような行為は、不信感を生みやすく、勇気づけとは違います。

③相手が他者に活力・活気を提供できる

あなたが勇気づけた相手が元気になり、その人が自分で自分を勇気づけられるようになる。またその元気を別の誰かのために提供することができるようになります。

自己勇気づけができるようになり、その人の行動で、また別の人が勇気づけできるようになる。これこそ、勇気づけの連鎖を作り上げる意味でも理想の姿だと言えます。

「幸せ」に気づくための3つの条件

実は、少し前まで、私（長谷）は「幸せ」という言葉が、苦手でした。「幸せってなんだろう?」「幸せになるってどういうこと?」「幸せって人によって違うじゃない」「幸せって探すもの?」——そんなことを悶々と思い、「幸せ」という言葉を避けていたのです。

しかし、アドラー心理学を学び、「あ〜実は、今の自分が、すでに幸せなのだ」と気づいた時、幸せとは、「なるもの」ではなく、「気づくもの」だと分かったのです。それからでしょうか、幸せという言葉に抵抗がなくなったのは……。

アドラー心理学では、ヒューマン・ギルドの開発した「愛と勇気づけの親子関係セミナー（ＳＭＩＬＥ）」で、幸せの３つの条件を提唱しています。

１　自己受容
２　他者信頼
３　貢献感

１　自己受容

これは、「自分が好きである」ということなのですが、なかなか胸を張って「自分のことが好きです！」と言える人はいないかもしれません。

では、自分の長所も短所も知っているという意味で、自分を受け容れるというのは、いかがでしょう。

自分の長所も短所も知って、自分のことを好きになっていければ、幸せに一歩近づくことができるでしょう。

２　他者信頼

これは、「人々は仲間だ」と思い、信頼できることです。

どんなに自分のことが好きだとしても、「周りの人たちは、敵ばかり」と思っていたのでは、幸せとは言えません。あなたは、家族やパートナー、子どもを心から信頼していますか？　そして、その人たちは、あなたのことを心から信頼してくれているでしょうか？

信頼とは、まず、こちらから先に、そしてより多く無条件に信じることが大切です。

3　貢献感

これは、「自分は役に立つ人間だ」と感じることです。「自分は、何の役にも立たない人間だ」と信じている限り、人は幸せにはなれません。

でも、「役に立つ」というのは、何も特別なことではないのです。

あなたに、小さな赤ちゃんがいたとしましょう。赤ちゃんは、あなたに何かをしてくれるでしょうか？　何かお手伝いをしてくれるでしょうか？

赤ちゃんは、生まれたままの姿で笑ったり、泣いたりしているだけです。

しかし、赤ちゃんと一緒にいることで、私たちは幸せを感じます。そこに存在してくれているだけで、赤ちゃんは役に立っているのです。

以前、私（長谷）が心臓外科で仕事をしている時に、重度の植物状態の患者さんがいらっしゃいました。60歳くらいの男性でしたが、奥様は、毎日毎日病院にいらしていました。

その患者さんは、話をできるわけでもなく、何かができるわけでもありません。しかし、そこにいる、生きている。ただ、そのことだけでも、奥様に貢献してくださっていたのです。

生きている。存在している。

あなたが、この世の中に存在しているだけで、誰かの役に立っているのです。

どの面とつき合うか――人は多面なルービックキューブ

他人を勇気づけようと思っても、どうしても苦手な人がいるということがあるかもしれません。職場の主任看護師Pさんのことが、どうしても苦手なHさん。P主任は、上から威圧的な感じでスタッフにも関わることが多く、何でも自分で決めていきます。みんなで話し合うということが少なく、自分勝手にも思えるところが、Hさんは苦手なのです。

しかし、同僚のKさんは、P主任のことをとても慕っているのです。たしかに、P主任は仕事はできるタイプで、看護師長や医師からの信頼も厚い。

でも、どうしてもHさんは、P主任のことが苦手でならないのです。Hさんだけが、苦手としているよう。

このように、職場で、「自分だけが苦手な人」がいた場合、どうしたらいいでしょう?

そのようなとき、次の2つのことを実践してみていただきたいのです。

①自分の見方、価値観は、絶対ではないことを認める

どんなに相手のことを苦手で嫌いだとしても、その相手を尊敬し、仲良くしている人はいます。

まずは、そのことを認めましょう。でも、その相手のことを好きになれとは言いません。「その人のことを好きな人もいる。私は苦手である」というただその事実を認めるだけです。「違いは、間違いではない」ともお伝えしました。

違う人もいるのだと、ただ認めること。そうすると、自分の見方、価値観を守りつつも、客観的に物事を見られるようになります。

②その人のリソースを認めて、そこだけとつながる

あなたが、苦手だと思う相手にも、リソース(知識や経験、スキル、情報など)があります。まずは、相手のリソースをしっかり認めましょう。

仕事の場面では、割り切りも大切です。苦手だなと思うP主任も、リーダーシップに優れ、仕事が早いところは学べるところです。その部分とだけつき合うとよいのです。

人をルービックキューブだと思ってみてください。ルービックキューブは、白、黄色、青、赤、緑、橙色の6つの面から成り立っています。

青は、好きだけど、赤と緑は嫌いだなと思ったら、青い部分だけ揃えてみる。苦手な相手を全否定する必要もないし、全肯定する必要もないのです。

肯定できる部分は肯定して、否定している部分は否定する（すべてのルービックキューブの面を揃える必要はない）。肯定できる部分とだけ、ルービックキューブの好きな色の部分とだけつながればいいのです。

このように、相手を部分的に認めるためには、寛容の気持ちを持つことが大切になってきます。賛同、全肯定はできないけれど、仕事と割り切って、相手の意見にも耳を傾ける。そのような姿勢で接していくことで、人間関係の悩み、苦しみも、少しは軽減されるのではないでしょうか。

引き算方式ではなく、足し算方式で人と関わる

人は、他者を評価するとき、引き算方式や足し算方式で見ています。足し算方

式で見ていくと、たとえその時0点だったとしても、プラス10点、プラス50点と、どんどん点数を積み上げていくことができます。

しかし、引き算方式だと、理想の100点から、どんどん点数を引いていく形になります。

私（長谷）の経験ですが、以前、引き算方式で評価されて、つらい時期を送ったことがありました。何か物事をすると、「はい、マイナス10点ね」「はい、マイナス20点ね」というふうに言われました。その引き算されていくのが苦しくて、その人との人間関係はうまくいかなくなりました。

それから数年、アドラー心理学を学び、どんな人に対しても、ルービックキューブのように、「嫌だなと思う面があっても、いいなと思う面も必ずある」と思えるようになりましたし、いいなと思う部分を足し算方式で加えながら、関わっていけるようになりました。

基本的に根っこから悪い人はいない。だから、0点であっても、小さな善い点を見つけて、足し算方式で関わっていく。人と人がお互いに、足し算方式で関われたら、どんなに幸せな世界が築けることでしょう。

アドラーは、「個人の人生は、社会的関係の文脈のなかで理解されなければならない」と言っています。相手の気持ちに、共感し、その人はきっとまだ成長中なのだとプロセスを重視し、未来志向で生きていく。

人は、1人では生きていくことはできません。共同体の中で生活しています。足し算方式は、アドラーが重んじた共同体感覚を持ち、実践していくことにつながっているのです。

あなたの勇気のしずくが、誰かを満たす一滴に

最後にアドラーの言葉を紹介しましょう。

「人間を理解するのは容易ではない。個人心理学（アドラー心理学のこと）は、おそらくすべての心理学の中で、学び実践することが、もっとも困難である」


アドラー心理学は実践の心理学です。

人を変えることは難しいですが、自分自身は、あなたが決めさえすれば、変わることができます。

最初は、変わることに違和感を覚えるかもしれません。しかし、その違和感を持ちながらも、少しずつ少しずつトライ&エラーで続けてみてください。

第5章でもお伝えしました。

まずは、あなたの心の水筒を、勇気のしずくで満たしましょう。自分自身を勇

気づけることができたら、次は他者を勇気づける番です。

あなたの水筒からあふれ出たしずくが、誰かを満たす一滴となります。

あなたが、職場や家族に落とした一滴は、波紋のように広がっていきます。たった一滴が、職場、病院全体、地域にもつながっていくでしょう。

まずは、自分自身を満たし、それから他者を満たしていく。そうして、勇気づけの波紋が広がっていく。

自分のことを大切にできる人は、相手のことも大切にできます。

たくさんの人と関わる看護師さん、医療の現場にこそ、アドラーの教えが役に立つと信じています。

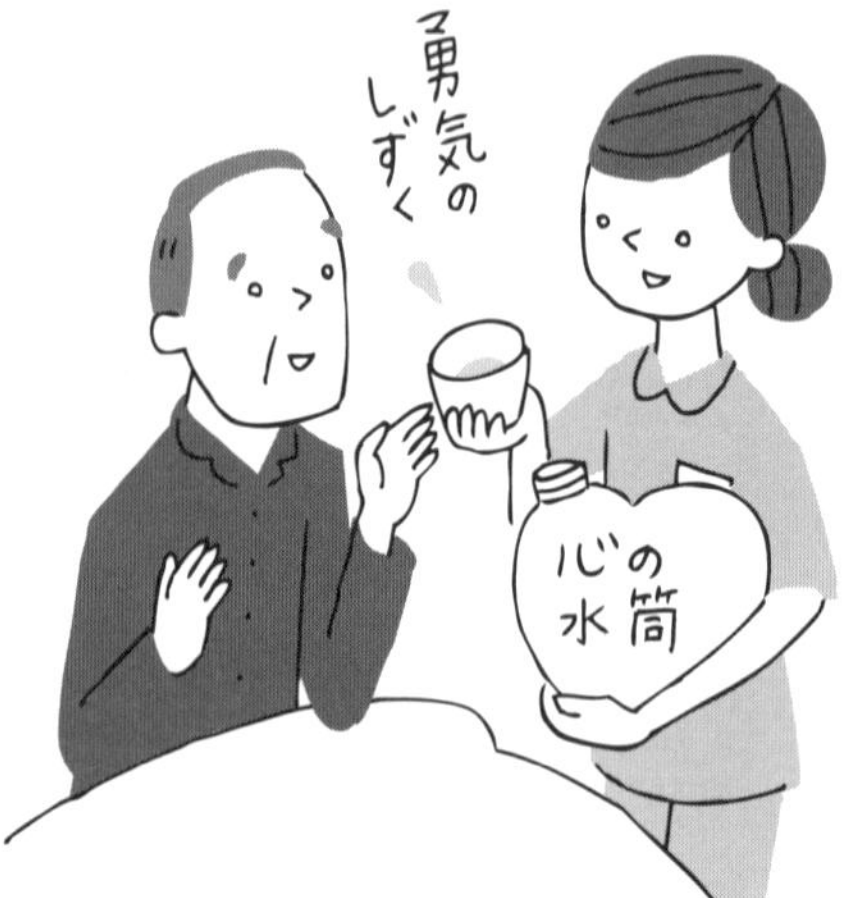

おわりに――アドラー心理学が開いてくれた新たな人生の扉

忙しい毎日をお過ごしの中、最後までこの本を読んでくださって、本当にありがとうございます。

私（長谷）が看護学生だったのは、20年ほど前。看護師を退いてから、10年以上経ちます。その頃のことを、深く一つひとつ思い出すと……。大部分は素晴らしいスタッフに恵まれた毎日を過ごしていましたが、そうではない時もやはりあって……。人間関係に思い悩んで、同僚、友人看護師や、先輩看護師に悩みを相談していたこともありました。

どうして、あの指導者さんはこんな態度をとるのだろう？　どうして、この先輩は、こんな言葉を言うのだろう？　きっと私のように、病院の人間関係で悩んでいる看護師さん、指導者さんとの関係で悩んでいる看護学生さん、いっぱいいらっしゃると思います。あなたもそうではありませんか？

そんな時、もし、アドラー心理学を知っていたら……。勇気づけを知っていたら……。自分を勇気づけ、他者を勇気づける方法を知っていたら……。きっとみるみる病院での人間関係が楽になり、心地よい現場に変わっていったのではないかと思うのです。

人間関係に悩んでいる看護師さん、看護学生さんがいらっしゃったら、こんな考え方もあります！　とお伝えしたい。アドラー心理学・勇気づけを知っているだけで、ずいぶん、気持ちが楽に、生きるのも楽になりますよ！　と、声を大にして伝えたい。

そんな思いを込めて、この本をつづりました。


私がアドラー心理学に出会ったのは、7年ほど前の2010年。当時、4歳と1歳の子どもと関わる中で、子育てにイライラし、子どものことがかわいいと思えなくなり、行き詰まり、押しつぶされそうな毎日を過ごしていました。

当時はベビーサイン（赤ちゃんと手話やジェスチャーでコミュニケーションをとる方法）講師として活動していたのですが、コミュニケーションを教える講師なのに、子どもがかわいくないなんて、そんな自分は、母親失格ではないか？　講師失格ではないか？　看護師の資格も持っているのに、どうして？　そのように自分を責め続けていました。藁をもつかむ思いでいろいろ検索し見つけたのが、勇気づけ親子教育専門家の原田綾子さんが書かれていた「勇気づけの心理学・アドラー心理学」を勧めるブログだったのです。

それから、私は子育てにはもちろん、仕事関係、夫や両親との関係、友達の関係にもアドラー心理学を取り入れていきました。すると、そこから少しずつ、自分の中に変化が出てきました。学んだことを実践していくと、自分の気持ちが変わり、子どもが変わり、夫も変わっていく。そして、こんなに素晴らしく効果のあるアドラー心理学・勇気づけの心理学を私も誰かに伝えたい！　そう思ってアドラー心理学講座のリーダー資格を取りました。

今度は講師として、受講生の方々にアドラー心理学をお伝えすると、みなさんぐんぐん変化されて、家族関係がどんどん良い方向へ変わっていかれました。

「勇気づけをしたことで、何だかイライラ怒らずにすみ、そんな自分へまたヨイ出しができました。すごい！相乗効果です!!」「夫との意味のない喧嘩がなくなりました！すぐにごめんなさいって言えるようになりました」

アドラー心理学の力をまざまざと感じました。アドラー心理学は、私に今までにない価値観を与え、新しい世界を見せてくれました。


そしてある時、スキルアップの資格を取りに学びに行った時、ＥＬＭ勇気づけ講座（ヒューマン・ギルド開発の講座）は、忙しい看護師さんの声をきっかけに生まれた！という話を聞いたのです。看護師さんにこそ、医療現場にこそ、アドラー心理学は必要！看護師さんや、看護学生さんに勇気づけを届けたい！　その時、強く思ったのを覚えています。

今、私は、アドラー心理学を子育てに生かしているけれど、もっと若い時に、看護師の時に、看護学生の時に知っていたら、学んでいたら、患者さん、そして、職場の人たちともっとよりよいコミュニケーションが取れたはず！

患者さん、同僚、先輩、上司、部下、医師、その他の医療従事者など、さまざまな人と関わる看護師。その対人関係に疲れ果てている看護師も少なくない。

『あらゆる悩みは対人関係の悩みである』とアドラーは言っています。

看護師ならば、アドラー心理学は、知らないよりも、知っていたほうが絶対にいい。

そして、アドラー心理学は、机上だけではなく、実践に役に立つ心理学なのです。

人は不完全な存在です。完璧な人はいません。看護師も、そう。ですが、仕事柄、完璧でいなければ！　と思いこみ、そうでない自分に劣等感を抱き、葛藤することが多いのも現実。完璧な看護師になる必要はありません。今がしあわせと思える「しあわせな看護師」になるためにアドラーの教えを共に実践していけたら……。そう思っています。

最後に——。小さなころから、ずっと本を書きたい！　と思っていました。その思いは大人になってからも続き、いつか本を！　という夢と、看護師さんに勇気づけを届けたい！　という2つの夢が、岩井先生からのご提案により1度に叶うことになりました。

アドラー心理学の師として、生き方、在り方、人生そのものが私の導きとなっている岩井俊憲先生。大切な素材を惜しげもなく提供し、丁寧に私の書いた文章を見て、共著という形で支えてくださいました。本当にありがとうございます。

今回の執筆は、周りのたくさんの方々のサポートなしには語れません。私が勇気づけを知るきっかけになった原田綾子さん。綾子さんのおかげで、私の子育ては楽になり、そして、看護師としてアドラー心理学を伝えていくという助言もいただきました。ありがとうございます。

いつも私の話を聴き背中を押してくれる最大の理解者である夫。不完全な私（母）を大きな心で受け止めてサポートしてくれる3人の娘たち。私が子供のころから大人になった今もナチュラルボーンアドラーのような精神で支えてくれた母。そんな母とともに、弟と私を大切に育ててくれた天国の父。私がベビーサインやアドラー心理学の講師として活動することにいつも賛成、共感し、寄り添ってくれた長谷の両親。看護学生、看護師の間、出会ってくださった患者さん方、看護師長さん、看護師仲間、医師、その他医療スタッフのみなさん。

そして、今まで私の講座に来てくださった受講生さん、ブログの読者さん、アドラー心理学の仲間たち。私が心理学を学んだり、仕事をしたりしている時、子育てをサポートしてくれた友人たち。ありがとうございました。

そして、何より、この本を手にしてくださったあなたに、心からのお礼を申し上げます。本当にありがとうございます。

あなたの心が勇気のしずくで満たされますように。そして、そこからこぼれたひとしずくが波紋のように広がって、心地よい看護の現場になりますように。心より祈っております。

長谷静香

著者略歴

岩井 俊憲（いわい・としのり）

1947年栃木県生まれ。早稲田大学卒業。1985年、有限会社ヒューマン・ギルドを設立。代表取締役。アドラー心理学カウンセリング指導者。２つの大学のほか独立行政法人系の看護学校の非常勤講師を歴任後、現在はハリウッド大学院大学客員教授。
著書は『マンガでやさしくわかるアドラー心理学』シリーズ（日本能率協会マネジメントセンター）、『人生が大きく変わる アドラー心理学入門』（かんき出版）、『アドラーが教えてくれた「ふたり」の心理学』（青春出版社）など多数。

information

◎ヒューマン・ギルドは、アドラー心理学では日本一充実した研修内容を誇る研修機関です。下記は研修のほんの一例です。

❶アドラー心理学ベーシック・コース
土・日４日間（24時間）を使ったアドラー心理学の基礎的な理論を習得する講座。導入編としては、一番適している。

❷「愛と勇気づけの親子関係セミナー」（SMILE）
親子関係をモデルに対人関係全般のプログラム学習コース。ロールプレイ、ゲーム、グループ討議を通して学べる。忙しい人、遠隔地の人のためには、集中２日間コースも用意している（ただし、受講後通信添削方式で課題提出）。

❸①、②を修了した方を対象とするアドラー・カウンセラー養成講座、SMILEリーダー養成講座、ELM勇気づけトレーナー養成講座もあります。

◎研修のご相談にも応じています。お気軽にお問い合わせください。

有限会社ヒューマン・ギルド
〒162-0808　東京都新宿区天神町６番地Ｍビル３階
電話：03-3235-6741　FAX：03-3235-6625
URL：http://www.hgld.co.jp　E-mail：info@hgld.co.jp
YouTube：「アドラー心理学専門チャンネル」
https://www.youtube.com/channel/UCFSDEPGZ4kUu2a0EsTtWwmA/

長谷 静香（はせ・しずか）

コミュニケーションサロン 勇気のしずく代表。心理カウンセラー・メンタルコーチ・看護師・保育士。

1972年福岡県生まれ。茨城県在住。三児の母。

大学病院看護師として10年勤務。ベビーサイン講師活動中、子育てに悩みアドラー心理学に出会う。岩井俊憲氏に師事し、勇気づけ講座講師として病院・教育機関向けの研修・講演を全国で開催。茨城キリスト教大学看護学部・結城看護専門学校・土浦協同病院付属看護専門学校の非常勤講師を務める。

著書に『看護師のためのアドラー流子育て・自分育て』（日本医療企画）

information

◎勇気のしずくでは、個人セッション・各種講座をご用意しております。

❶ELM勇気づけコミュニケーション講座
アドラー心理学の「勇気づけ」を対人関係全般に生かした入門型コミュニケーション講座。全12章からなり、1章が短い時間で学べる。

❷心の器づくり講座ベーシックコース
さまざまな心理学・人間学の手法とワークを通して、心の器づくりの方法を知り、葛藤やネガティブも認め、どんな自分に対しても「私は私、これでいい」と思えるようになる。

❸個人セッション
カウンセリングとコーチングをミックスし、ご来談者様の悩みや問題に寄り添い、心の器を育むお手伝い、そして自己成長されることをサポート。

◎その他、小中学校・家庭教育学級、ELMリーダー養成講座、グループコンサルなど開催。看護学生・看護師・看護教員向け、養護教諭・保育士向け、病院・教育機関向け講演、研修など承ります。お気軽にお問い合わせください。

・勇気のしずく ホームページ　https://haseshizuka.com/
・長谷静香ブログ　https://ameblo.jp/tsukuba-yuukiduke/
・一日ひとしずく疲れた心が軽くなるメールレッスン
　https://haseshizuka.com/mailmagazine
・YouTube　心の器づくり専門家・長谷静香
　https://www.youtube.com/channel/UCDKWSW28OrimzknNGqFIAig

本文デザイン・DTP　株式会社サンビジネス
イラスト　小山琴美
装　　丁　櫻井ミチ

看護師のしごととくらしを豊かにする②
看護師のためのアドラー心理学
人間関係を変える、心に勇気のひとしずく

2017年10月2日　第1版第1刷発行
2024年9月30日　第1版第9刷発行

著　者　岩井 俊憲　長谷 静香
発行者　林　諄
発行所　株式会社日本医療企画
〒104-0032　東京都中央区八丁堀3-20-5
S-GATE八丁堀
TEL03-3553-2861（代）
http://www.jmp.co.jp
印刷所　大日本印刷株式会社

ISBN978-4-86439-616-5 C3030
定価はカバーに表示しています。